省级优质高职院校校院合作开发创新教材

供护理类及相关专业用

外科护理学实训指导

主　审　钟正伟

主　编　刘丹丹　黄　桥　王代琼

副主编　唐旖旎　谢　渊　付　松

编　者（以姓氏汉语拼音为序）

邓凡曲（遵义医药高等专科学校）

付　松（遵义市第一人民医院）

耿贵敏（遵义市第一人民医院）

黄　桥（遵义医药高等专科学校）

刘丹丹（遵义医药高等专科学校）

龙宗敏（遵义市第一人民医院）

罗昌韦（遵义市第一人民医院）

唐旖旎（遵义医药高等专科学校）

王代琼（遵义市第一人民医院）

谢　渊（遵义医药高等专科学校）

喻本倩（遵义医药高等专科学校）

北京大学医学出版社

WAIKE HULIXUE SHIXUN ZHIDAO

图书在版编目（CIP）数据

外科护理学实训指导 / 刘丹丹，黄桥，王代琼主编 . —北京：北京大学医学出版社，2021.7（2024.7 重印）
ISBN 978-7-5659-2439-2

Ⅰ. ①外… Ⅱ. ①刘… ②黄… ③王… Ⅲ. ①外科学 – 护理学 – 高等职业教育 – 教学参考资料 Ⅳ. ① R473.6

中国版本图书馆 CIP 数据核字（2021）第 119271 号

外科护理学实训指导

主　　编：刘丹丹　黄　桥　王代琼
出版发行：北京大学医学出版社
地　　址：（100191）北京市海淀区学院路 38 号　北京大学医学部院内
电　　话：发行部 010-82802230；图书邮购 010-82802495
网　　址：http://www.pumpress.com.cn
E-mail：booksale@bjmu.edu.cn
印　　刷：北京信彩瑞禾印刷厂
经　　销：新华书店
责任编辑：崔玲和　**责任校对：**靳新强　**责任印制：**李　啸
开　　本：787 mm × 1092 mm　1/16　**印张：**7.5　**字数：**178 千字
版　　次：2021 年 7 月第 1 版　2024 年 7 月第 2 次印刷
书　　号：ISBN 978-7-5659-2439-2
定　　价：36.00 元

前言

本书为《外科护理学》配套教材，由钟正伟教授担任主审。学校直属三级甲等医院——遵义市第一人民医院外科护理师资加入教材编写开发团队。本书由高校教师和临床护理人员共同编写，将临床与教学有机地结合起来。教材中使用大量临床真实图片，图文并茂，使护理技能训练过程一目了然，易于掌握，方便学生学习，是一部真正意义上的校院合作开发创新教材。

本书按照实训技能运用场景进行编写，分为手术室护理实训、外科模拟病房护理实训、急救护理实训 3 章，共设 23 项实训项目，基本涵盖了外科护理学的基本操作技能，可以为各高职高专院校开设外科护理学实训课程提供指导，同时可以促进高职高专护理和助产专业学生更好地掌握外科护理学的基本操作技能。

在参考其他教材的基础上，本教材重新构建了核心框架和配套板块。护理操作包括目的、目标与要求、案例导入、实训内容与操作要求、健康教育、注意事项、护患沟通示范、知识拓展、操作考核评分标准、实训习题等。案例导入可以为学生展示真实的临床场景，让学生更好地将外科护理技能运用到临床护理实践中。操作考核评分标准为教师更好地考核学生操作提供了重要参考。同时本教材还配有相应的护患沟通示范，在培养学生人文关怀意识、树立以患者为本的理念的同时，也为学生提供其路径，以提高学生的整体素质，更好地适应当代护理学发展的要求。

由于编者水平及编写时间有限，书中难免存在疏漏和不当之处，敬请广大读者指正。

主　编

本书为《外科护理学》配套教材，由郑州铁路职业技术学院与郑州市第一人民医院外科护理临床专家共同组建了编写团队。本书由高校教师和临床护理人员共同编写，将临床与教学有机地结合起来。教材中使用大量临床真实图片和插图，文字简洁，使护理技能更加直观、具体化，易于掌握，方便学生学习，是一部真正意义上的校院合作开发的新教材。

本书按照实训技能运用场景进行编写，分为十七章节内容，由理论部分和技能实训共3章，共设23项实训项目，基本涵盖了外科护理的基本操作技能，可以为各高职高专院校开设外科护理学实训课程提供指导，同时可以促进高职高专护理和助产专业学生更加熟练地掌握外科护理的基本操作技能。

在参考其他教材的基础上，本教材重新构建了核心能力的实训操作模块，实训操作包括目的、目标与要求、案例导入、实训内容与操作步骤、健康教育、注意事项、评分标准、思考题等部分。其中，案例导入可以为学生展示真实的临床场景，让学生更有趣味地学习护理技能并运用到临床护理实践中。评分标准的设计能为教师更好地考核学生操作技能提供合理参考。同时本教材还配有相应的护理技能操作视频，在教学中让学生通过反复观看，提高以患者为本的理念的同时，也为学生提供了路径，以适应学习和临床的要求，更好地适应当代护理学发展的要求。

由于编者水平及编写时间有限，书中难免存在疏漏和不当之处，敬请广大读者指正。

目　录

第一章

手术室护理实训

实训一　手术室着装要求及环境要求

手术室护理实训是外科护理学实训的一个重要组成部分。同学们在最开始学习时应对手术室有一个整体的认识，对手术室的各项操作形成无菌观念。

【目的】

1. 保护患者和手术室工作人员的安全，降低手术部位感染（SSI）的风险。
2. 保障手术安全、顺利进行。

【实训目标】

1. 知识目标　学生知道手术室分区。
2. 能力目标　学生学会正确穿洗手衣的方法。
3. 素质目标　学生具备严格的无菌观念、责任感及严谨的工作态度。

【实训内容与操作要求】

（一）手术室着装要求

1. 手术室工作人员进入手术室应走专用通道，并在指定区域内更换消毒的洗手衣及拖鞋。帽子应当完全遮盖头发，口罩应遮盖口、鼻、面部（图 1-1-1）。若为特殊手术（如人工关节置换术），建议戴全围手术帽。

2. 保持洗手衣清洁、干燥，一旦污染，应及时更换。

3. 洗手衣上衣应扎在裤子内（图 1-1-2）。

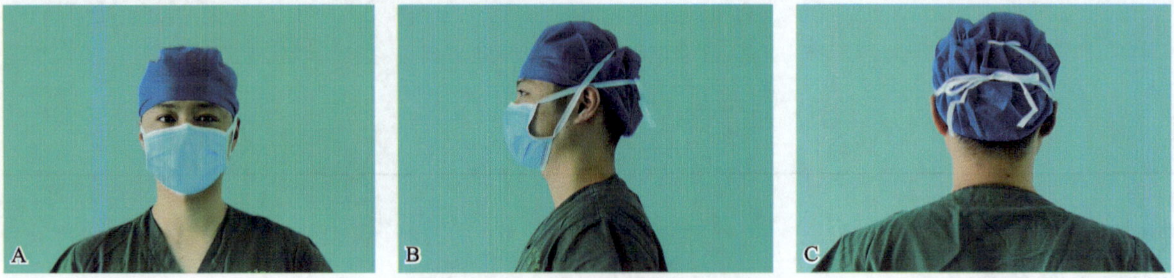

图 1-1-1　手术室穿戴肩以上照

A. 正面；B. 侧面；C. 背面

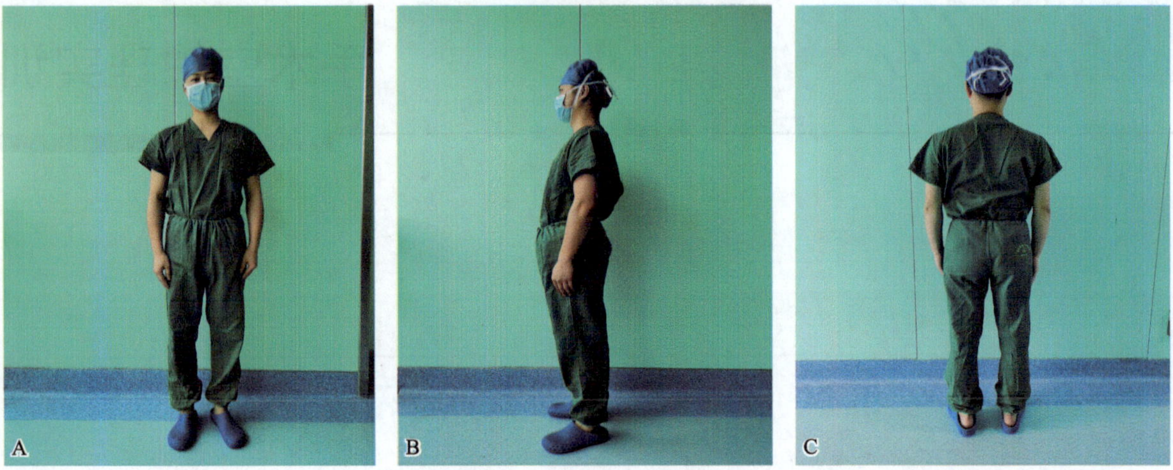

图 1-1-2　手术室穿戴全身照

A. 正面；B. 侧面；C. 背面

4. 内穿衣物（如衣领、衣袖、裤腿）不能外露于洗手衣或参观衣外，故内穿衣物不能是高领和长袖衣物等。

5. 不应佩戴不能被洗手衣遮盖的首饰（戒指、手表、手镯、耳环、珠状项链等），不应化妆、美甲。指甲应按要求及时修剪，不能过长。

6. 进入手术室洁净区的非手术人员（检查人员、家属、医学工程师）可穿着隔离衣（隔离衣应完全遮盖个人着装），更换手术室拖鞋，并规范佩戴口罩和帽子。

7. 手术过程中如果可能出现血液和体液或其他感染物飞溅、雾化、喷出等情况，应正确佩戴防护用品，如防护眼镜、防护面罩。

8. 手术室工作人员出手术室（如送患者回病房等）时，应穿外出衣和鞋。

（二）认识手术室

1. 手术室的设置与布局　手术室应独立成区，设置在安静、清洁、便于与相关科室联系的位置。手术室应毗邻麻醉恢复室、外科病房、重症监护室（ICU）、血库、病理科、放射科等，最好有直接通道和通信联系设备。手术室要求设计合理，设备齐全，拥有安全、高效的手术室空气净化系统，以确保手术室无菌。

洁净手术室的内部设计以洁净手术间为核心，并配置必要的辅助用房。

手术室按照洁净度分为洁净区、准洁净区和非洁净区。

（1）洁净区：洁净要求最为严格，设在最内侧，包括洁净走廊（图 1-1-3）、洗手间、手术间、无菌物品存放间、药品室、麻醉准备室等。非手术人员或非在岗人员禁止进入此区域，此区内的一切人员及活动都必须严格遵守无菌操作原则。

（2）准洁净区：设在中间，包括物品准备间、洗涤室、消毒间、清洁走廊、石膏室、患者术后恢复室、平车间等（图 1-1-4）。已手臂消毒或已穿无菌手术衣者不可进入此区。

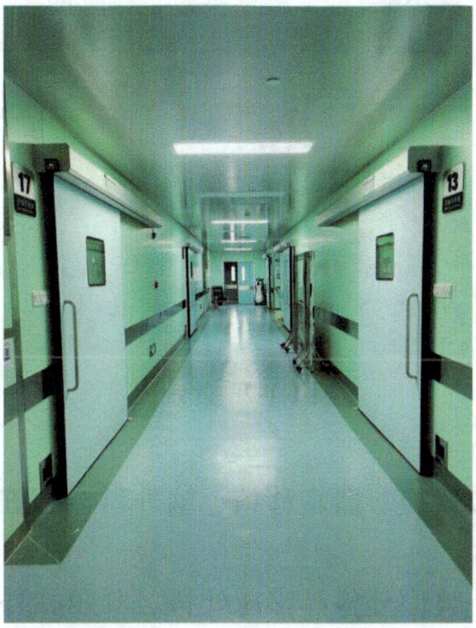

图 1-1-3　洁净区：洁净走廊

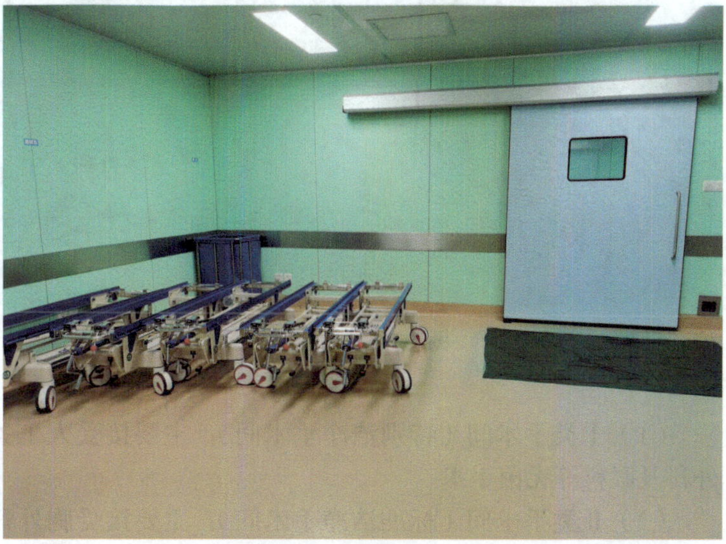

图 1-1-4　准洁净区：平车间

（3）非洁净区：设在手术室的外围，包括办公室、会议室、值班室、更衣室、换鞋室、医护人员休息室、实验室、标本室、污物室、资料室、电视教学室、手术患者家属等候室、办公区走廊（图 1-1-5）等。交接患者处应保持安静，护士核对患者及病历无误后，患者在此换乘手术室平车，被接入手术间。

2. 出入口及流线的设置　医务人员和患者手术用品（器械、敷料）出入手术室必须受到严格控制，要注意洁、污的区分要求，并采取适宜的隔离程序，国内洁净手术室应具备双流线、三通道。

（1）内走道：医务人员、患者、无菌物品的供应流线（图 1-1-6）。

（2）外走道：术后器械、敷料的污物流线（图 1-1-7）。

（3）手术室 3 个通道：医务人员通道、患者通道、洁净物品供应和手术后器械及敷料等非洁净处置的循环通道，做到洁、污分流，避免交叉感染。

3. 洁净手术室　是指采用空气净化技术，使手术室内细菌浓度控制在一定范围，空气洁净度达到一定级别。手术室内温度应保持在 21~25℃，相对湿度为 30%~60%。手术间内应设有净化空调系统，通过控制室内的温度、湿度和尘埃含量，创造理想的手术环境。

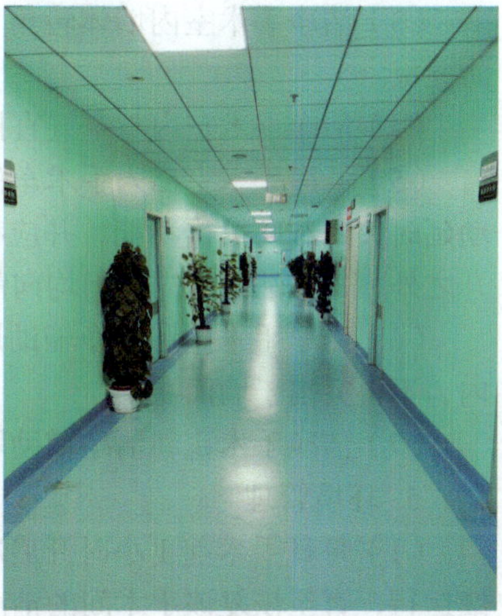

图 1-1-5　非洁净区：办公区走廊

根据净化级别的不同，手术间的用途各有不同。

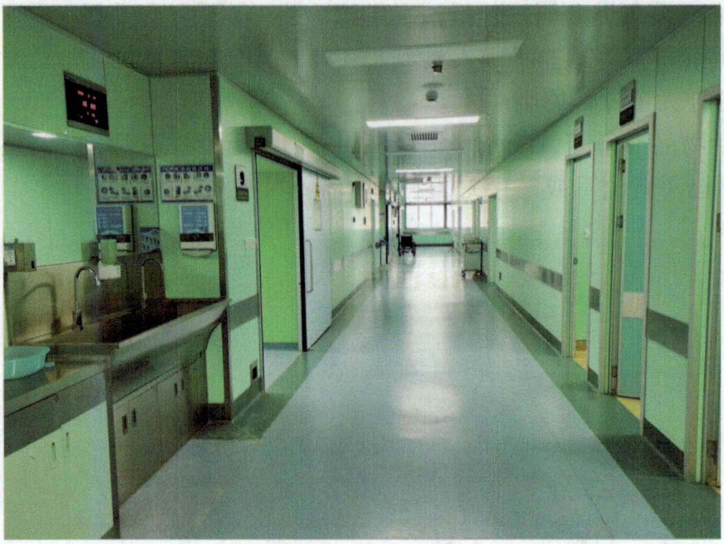

图 1-1-6　内走道

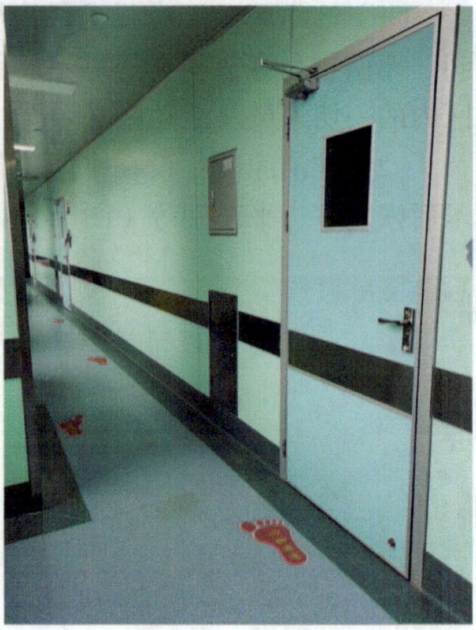

图 1-1-7　外走道

（1）Ⅰ类手术间（特别洁净手术间）：主要接受人工关节置换、器官移植、脑外科、心脏外科及眼科等无菌手术。

（2）Ⅱ类手术间（标准洁净手术间）：主要接受胸外科、整形外科、泌尿外科、肝胆胰外科、骨外科和普通外科的Ⅰ类切口无菌手术。

（3）Ⅲ类手术间（一般洁净手术间）：主要接受普通外科（除Ⅰ类切口手术）、妇科、产科等手术。

（4）Ⅳ类手术间（准洁净手术间）：主要接受肛肠外科及污染类等手术。

4. 建筑要求

（1）洁净手术室的建筑应遵循不产尘、不易积尘、耐腐蚀、耐碰撞、不开裂、防潮、防霉、容易清洁、环保节能和符合防火要求的总原则。

（2）洁净手术室内地面可选用实用、经济的材料，以浅色为宜。

（3）洁净手术室内墙体转角和门的竖向侧边的阳角宜为圆角。通道两侧及转角处墙上应设防撞板。

（4）洁净手术室内与空气直接接触的外露材料不得使用木材和石膏。

（5）洁净手术室出入手术车的门净宽不宜 <1.4 m，当采用电动悬挂式自动门时，应具有自动延时关闭和防撞击功能，并应有手动功能。除洁净区通向非洁净区的平开门和安全门为向外开之外，其他洁净区内的门均向静压高的方向开。

（6）洁净手术室和洁净辅助用房内应设置的插座、开关、各种柜体、观片灯等均应嵌入墙内，不得突出于墙面。

（7）洁净手术室和洁净辅助用房内不应有明露的管线。

5. 环境管理

（1）每日手术前 1 小时开启净化空调系统，持续净化。当日手术结束后净化空调系统应继续运行，直至恢复该手术间的洁净级别。

（2）禁止物品遮挡各个手术间回风口，以免影响空气回流。

（3）每日清洁回风口；每周清洗一次过滤网，至少进行一次彻底大扫除；每个月做一次空气洁净度和生物微粒监测。

（4）每日手术结束后应及时对手术间进行清洁及消毒。

（5）采用湿式打扫，用消毒液擦拭溅到地面、墙面的血液及药液，用浓度为 500 mg/L 的有效氯消毒液擦拭手术间内的设备、物品，进行消毒后再清洁。

（6）特殊感染（如肝炎病毒、人类免疫缺陷病毒、梅毒螺旋体感染）患者手术时使用一次性物品，手术后用浓度为 1000 mg/L 的有效氯消毒液擦拭地面及房间物品进行消毒，然后再清洁。

【注意事项】

1. 洗手衣、外科口罩、手术帽等一旦被污染或可疑被污染时，须立即更换。

2. 外科口罩摘下后应及时丢弃，同时应洗手。如口罩需再次使用，应将口罩放置妥当，将口罩内面对折后放在相对清洁的洗手衣口袋内。

3. 手术室工作人员穿着保暖夹克为患者进行操作时，应避免保暖夹克污染操作部位。

4. 若手术室工作人员身体被血液、体液大范围污染，应淋浴后更换清洁洗手衣。

5. 使用后的洗手衣及保暖夹克应每日更换，并统一放置、回收，进行清洗、消毒，不应存放在个人物品柜中继续使用。

6. 防护拖鞋需要做到“一人一用一消毒”。

7. 外出衣应保持清洁，定期更换、清洗和消毒。

【实训习题】

1. 手术室出入通道不包括的是

A. 医务人员通道　B. 患者通道　C. 器械出入通道

D. 外用生理盐水通道　E. 手术医生通道

2. 需要穿无菌手术衣、戴无菌手套的人员是

A. 巡回护士　B. 参观手术人员　C. 麻醉医师

D. 器械护士　E. 护士长

答案：1. D；2. D

实训二　外科刷手及手消毒

外科手消毒是指外科手术前医务人员用肥皂、肥皂液或洗手液和流动水洗手，再用手消毒液清除或杀灭手部暂居菌和减少常居菌的过程。

【目的】

1. 清除指甲、手、前臂的污物和暂居菌。

2. 将常居菌减少到最低限度。

3. 抑制微生物的快速再生。

【实训目标】

1. 知识目标　学生能够说出外科刷手及手消毒的操作流程及注意事项。
2. 能力目标　学生能够独立完成外科刷手及手消毒的操作。
3. 素质目标　学生建立严格的无菌观念。

【实训内容与操作要求】

步骤	操作内容		操作要点
操作前准备	护士	着装符合要求：更换鞋子，穿洗手衣及洗手裤，戴口罩、帽子，取下手部饰品	
	用物	洗手刷、肥皂液（洗手液）、无菌巾、外科手消毒液、时钟、指甲剪	
	环境	环境清洁、感应水龙头等	
操作过程	将袖口上卷，达上臂 1/2 处		
	修剪指甲，清除指甲下污垢		
	看时间，记录洗手时间		
	清洁双手，使用流动水冲洗双手→腕部→前臂→肘→上臂下 1/3 段；取适量肥皂液进行六步洗手法，再取适量肥皂液环形搓揉至上臂下 1/3 处，双手交替进行。时间不少于 2 分钟；冲净肥皂液，冲洗时指尖向上，肘部置于最低位，不得使水反流（图 1-2-1）		整个洗手过程要保持肘部处于最低位置；操作过程中，双手不能触碰污染区域
	取无菌洗手刷		
	取适量抑菌洗手液于洗手刷毛面上		
	按三节段（双手交替）刷手。顺序：指尖、甲缘、甲沟、指缝、指蹼、手掌、手背、指关节、腕部（环形）；前臂；肘部、肘上 10 cm 处。时间为 3 分钟（图 1-2-2）		刷手时，从远心端向近心端进行刷洗
	刷毕，将洗手刷弃于水池内		
	冲洗时指尖向上，肘部置于最低位，不得使水反流，待双手、手臂冲洗干净后，重新取无菌洗手刷再次进行刷手，共刷手 3 遍，洗手时间总共不超过 10 分钟		冲水时，水流应从远心端向近心端
	抓取无菌巾中心部位，擦干双手后将无菌巾对折呈三角形，底边置于腕部，角部向远心端，以另一只手拉对角向近心端顺势移动至上臂下 1/3，擦去水迹，不得回擦；擦对侧时，将无菌巾翻转，方法相同		擦手时，注意无菌巾角的方向。擦手时，无菌巾只能从远心端向近心端
	将无菌巾弃于固定容器内		
	消毒双手。取适量外科手消毒液于手掌中，用一只手的指尖接触该液体并仔细揉搓，然后将剩余的部分均匀地涂在手、前臂和肘上 6 cm 处，特别要注意指甲和虎口等，揉搓时间约为 1 分 30 秒；取适量的外科手消毒液于另一只手掌中，重复上述动作；取适量的外科手消毒液于手掌中，按六步洗手法进行涂抹、揉搓双手直至干为止，揉搓时间为 30 秒		

续

步骤	操作内容	操作要点
操作后处理	如消毒后的手、臂、肘部触及其他部位，必须重新洗手、消毒	
	消毒后应双手合拢置于胸前，肘部抬高、外展，远离身体，迅速进入手术间，以免污染（图 1-2-3）	

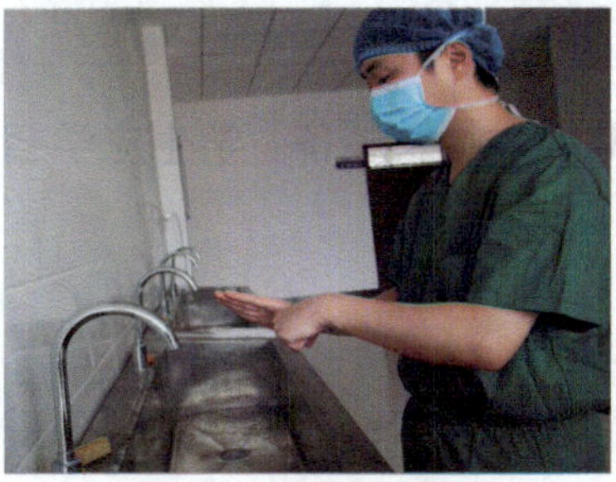

图 1-2-1　清洁双手

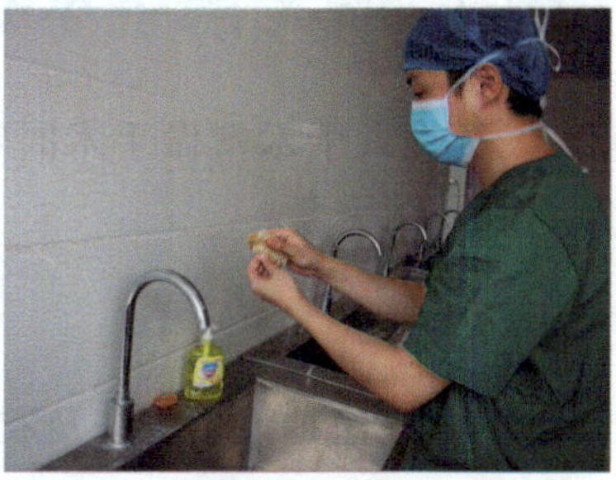

图 1-2-2　刷手

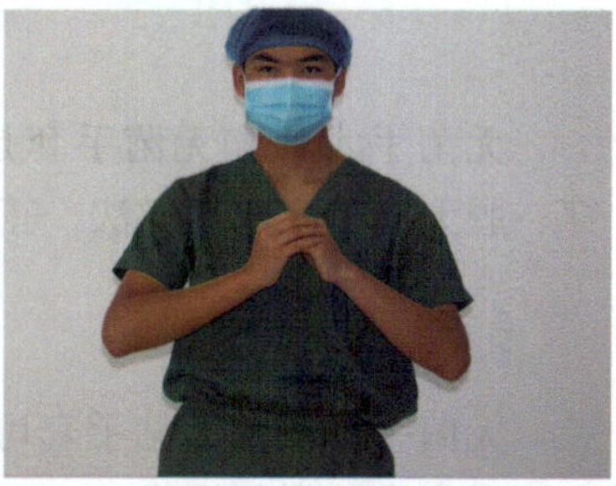

图 1-2-3　洗手后姿势

【注意事项】

1. 外科手消毒原则：先洗手、后消毒。
2. 不同患者手术之间、手套破损或手被污染时，应重新进行外科手消毒。
3. 洗手时应控制水流，以防水溅湿衣裤。若溅湿衣裤，应立即更换。
4. 手消毒后应双手合拢置于胸前，肘部抬高、外展，远离身体，迅速进入手术间，以免污染。
5. 手指不得涂抹指甲油。
6. 外科手冲洗顺序为手部、腕部、前臂、上臂。手抬高，水顺上臂向肘部流下，不可使其倒流。
7. 使用无菌巾擦干双手，无菌巾应当一用一消毒。

【操作考核评分标准】

【实训习题】

1. 关于外科手消毒，正确的是

A. 不同手术患者之间不建议重新外科手消毒，更换手套即可

B. 如手套破损，不必重新进行外科手消毒

C. 手被污染时，应重新进行外科手消毒

D. 流动水冲洗后不必擦干，可直接用手消毒液消毒

E. 电话响了，可以接电话

2. 关于干手常用的无菌巾，正确的是

A. 一人一用　　B. 可重复使用

C. 同一台手术人员可一起使用　　D. 可以上下来回擦

E. 如掉在地上，可捡起继续使用

答案：1. C；2. A

实训三　穿（戴）、脱无菌手术衣及无菌手套

无菌手术衣和无菌手套是医务人员进入手术室做手术时穿戴的衣物及装备。学生应学会穿、脱无菌手术衣的方法，正确戴、脱无菌手套。

【目的】

无菌手术衣和无菌手套可以隔绝手术室医护人员皮肤及衣物上的细菌，防止细菌移位到手术切口和皮肤引起污染。

【实训目标】

1. 知识目标　学生能够说出外科手术室穿、脱无菌手术衣和戴、脱无菌手套的操作流程及注意事项。

2. 能力目标　学生能够熟练完成穿、脱手术衣，戴、脱无菌手套。

3. 素质目标　学生建立严格的无菌观念。

【实训内容与操作要求】

步骤	操作内容	操作要点
操作前准备	在穿无菌手术衣和戴无菌手套前，手术人员必须进行外科刷手及手消毒	
	无菌手术衣包事先由巡回护士打开，无菌手套亦由巡回护士备好	
	根据标号选择无菌手套的大小	
操作过程	取一件折叠的无菌手术衣，手不得触及下面剩余的手术衣，远离手术台和其他人员	
	认出衣领，使无菌手术衣的内面对着自己，用双手分别提起无菌手术衣的衣领两端，轻抖开无菌手术衣，有腰带的一面向外	穿手术衣时，不得用未戴手套的手拉衣袖或接触其他部位，以免污染
	将无菌手术衣略向上抛起，顺势将双手同时插入袖筒（图 1-3-1），两臂向前平举伸直，手伸向前，不可高举过肩。巡回护士在身后协助拉开衣领两角并系好背部衣带，手术人员将手向前伸出衣袖，避免手部接触无菌手术衣外面	未戴手套的手不可接触手套外面。戴手套的手不可接触手套内面
	若为前交叉式手术衣，穿上手术衣后，稍弯腰，使腰带悬空，两手交叉提起腰带中段，腰带不要交叉（图 1-3-2），巡回护士在侧后接住手术衣带头端，在背后系紧衣带（图 1-3-3）	

续

<table>
<tr><th>步骤</th><th>操作内容</th><th>操作要点</th></tr>
<tr><td rowspan="3">操作过程</td><td>戴无菌手套。选择与自己手尺码相一致的无菌手套一副，由巡回护士拆开外包装袋，手术人员取出内包装袋。用左手自手套袋内捏住两只手套套口的翻折部（图 1-3-4），一并取出。先将右手伸入右手手套内，再用已戴好手套的右手指插入左手手套的翻折部，以助左手伸入手套内（图 1-3-5）。整理双手衣袖口，避免触及腕部皮肤，将手套翻折部翻回，遮住手术衣袖口（图 1-3-6）。注意在未戴手套前，手不得接触手套外面，戴好手套后，手套外面不能接触皮肤。手套外面的滑石粉需用无菌生理盐水冲净</td><td rowspan="3">穿上无菌手术衣、戴上无菌手套后，肩部以下、腰部以上、腋前线前、双上肢为无菌区</td></tr>
<tr><td>如使用全遮盖式手术衣，穿衣者穿上无菌手术衣后，先戴好无菌手套，再提起前襟的腰带，将右手的腰带递给已戴好手套的手术人员，或由巡回护士用无菌持物钳夹持，自身向左后旋转，使腰带绕穿衣者一周，穿衣者自行在左侧腰间系紧</td></tr>
<tr><td>穿好无菌手术衣、戴好无菌手套，在等待手术开始前，手术人员应将双手放在手术衣胸前的夹层或双手互握置于胸前（图 1-3-7）。双手不可高举过肩、垂于腰下或交叉放于腋下</td></tr>
<tr><td rowspan="2">操作后处理</td><td>他人帮助脱手术衣法：双手抱肘，巡回护士将手术衣肩部向肘部翻转，然后再向手的方向扯脱，如此则手套的腕部就随着翻转于手上</td><td rowspan="2"></td></tr>
<tr><td>个人脱手术衣法：左手抓住右肩手术衣，自上拉下，使衣袖翻向外。同法拉下左肩手术衣。脱下全部手术衣，使衣里外翻，保护手臂及洗手衣、裤不被手术衣外面所污染。最后脱下手术衣，弃于污衣袋内</td></tr>
</table>

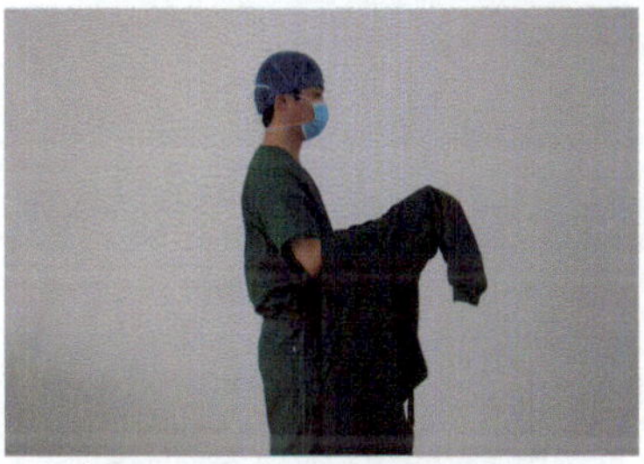
图 1-3-1 双手插入袖筒

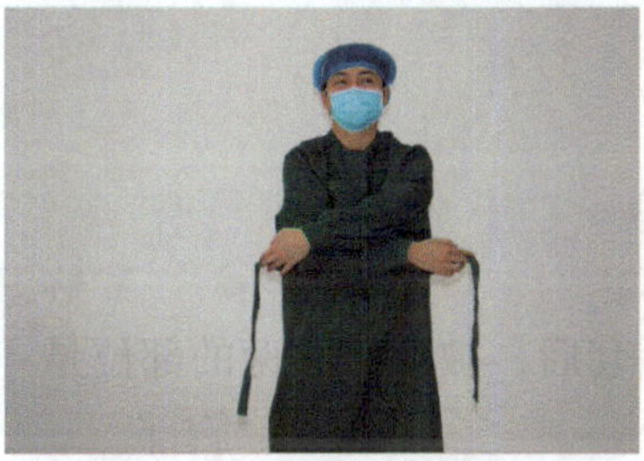
图 1-3-2 双手交叉后送腰带

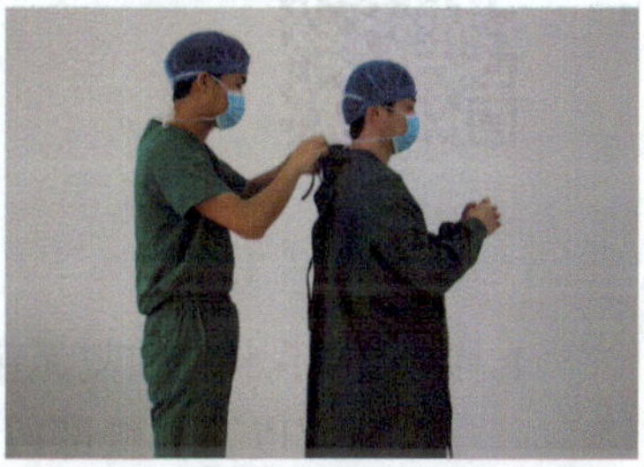
图 1-3-3 巡回护士系紧背部衣带

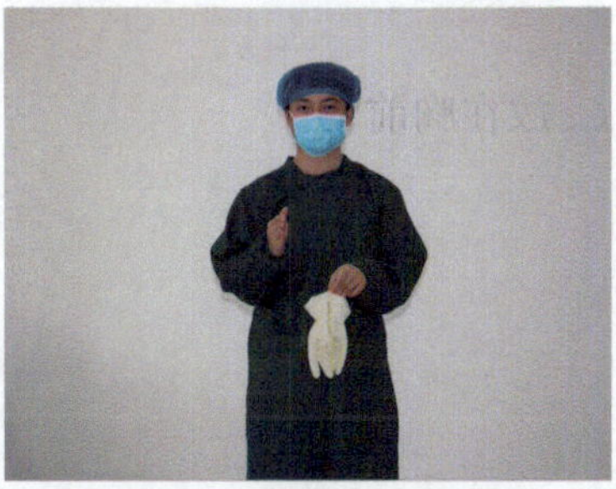
图 1-3-4 左手捏住手套翻折部

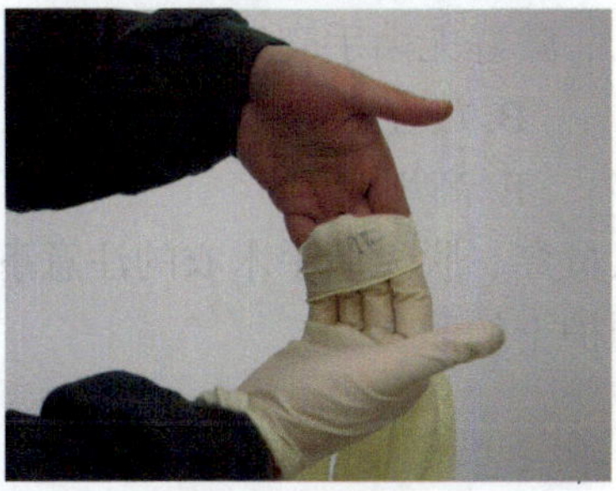
图 1-3-5 左手伸入手套

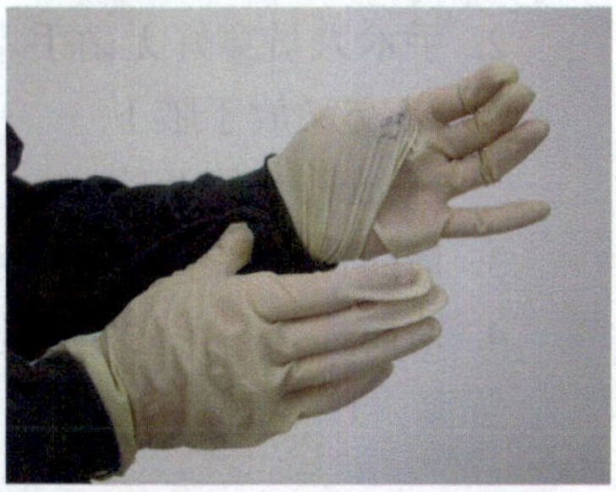
图 1-3-6 手套遮住袖口

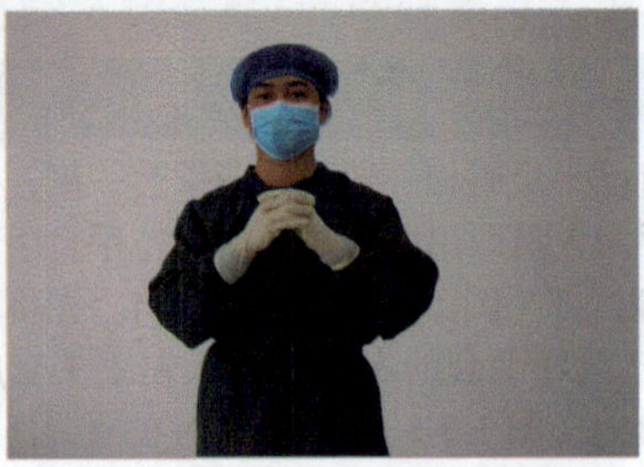

图 1-3-7　双手互握置于胸前

【注意事项】

1. 在提取腰带时，手不可接触手术衣的反面，协助者在接带时只许拿取腰带末梢部，不可接触衣服的前正面，更不可碰到术者已经洗刷消毒的双手。

2. 如使用干手套，应先穿手术衣，后戴手套；如使用湿手套，则应先戴手套，后穿手术衣。

3. 如果手术完毕手套未破，连续施行另一手术时，可不用重新刷手，仅需进行手消毒，再穿无菌手术衣和戴手套。但应采用下列更衣方法：由巡回护士协助，先将手术衣自背部向前反折脱去，使手套的腕部随之翻转于手上，然后用右手扯下左手手套至手掌部，再以左手脱去右手手套，最后用右手指在左手掌部推下左手手套。若前一次手术为污染手术，则连续施行手术前应重新洗手。

【操作考核评分标准】

【实训习题】

1. 穿无菌手术衣和戴无菌手套后，被认为有菌的部位是

A. 肩部以下，腰部以上　　B. 胸部

C. 双手　　D. 肩部以上，腰部以下

E. 双前臂

2. 手术人员穿好无菌手术衣、戴好无菌手套后，双手应

A. 交叉放于腋下　　B. 放在腰部　　C. 放在胸前

D. 放在身体两侧　　E. 高举头前

3. 请简述外科手术室医务人员穿、脱无菌手术衣的注意事项。

4. 请简述外科手术室中巡回护士的职责。

答案：1. D；2. C

实训四　常用手术体位的安置

手术体位的安置是为了使患者进行手术时手术部位显露明显。巡回护士根据患者的手术部位，调整手术床或利用体位垫、体位架、固定带等物品安置合适的手术体位，以保证手术顺利进行。

【目的】

1. 保证手术野开阔，避免术中污染，便于实施手术。
2. 确保患者舒适、安全，无术中并发症（如拉伤、压疮、扭伤等）。
3. 固定牢固，不宜移动，确保手术体位满足手术要求。

【实训目标】

1. 知识目标　学生知道正确安置手术体位的重要性及注意事项。
2. 能力目标　学生能够摆好乳腺、甲状腺、肝、肾、腰椎间盘及会阴部手术患者的手术体位。
3. 素质目标　学生具备爱护、关心患者的观念以及团结协作的精神。

【案例导入】

某患者，女性，60 岁，职业：教师。患甲状腺癌，无气管压迫症状，发声正常。今晨 9 时拟在全身麻醉下行甲状腺癌根治术。现患者已入手术室，需巡回护士为其安置手术体位。

【实训内容与操作要求】

步骤	操作内容		操作要点
核对、解释	核对患者姓名、床号、腕带、病情、手术名称、手术部位、麻醉方法、手术方法等。向患者解释操作的目的、方法、配合要点等，取得其配合		
评估	评估患者的病情、意识状态、皮肤完整性、各关节灵活度、合作情况及术前准备情况		
操作前准备	护士	着洗手衣，戴口罩、手术帽，修剪指甲，洗手	
	环境	层流净化手术间，温度及湿度符合要求，合理控制人员流动；手术间宽敞、明亮、符合无菌要求	
	用物	多功能手术床、摆体位综合模拟人、软枕或头圈、软垫（包括各部位软垫）、海绵垫、下肢约束带、上肢约束带、直身架、支臂架、腿架、支肩架、沙袋、中单、器械升降托盘、麻醉头架、挡板、头板托等	
	患者	患者仰卧于手术台，戴手术帽（避免头发外露），手术部位标识清楚，麻醉后生命体征平稳	

续

步骤	操作内容	操作要点
操作过程	1. 仰卧位 （1）水平仰卧位（图 1-4-1A） 1）患者仰卧于手术台上，在头部垫软枕或头圈 2）双上肢自然放于身体两侧，掌心向下，并放置一条中单于身下，用于固定两侧手臂 3）双下肢伸直，在膝下放一软枕，使膝部放松、腹肌松弛，膝部用宽为 5 cm 的约束带固定 4）足跟部用软垫保护	适用于患者麻醉时，胸部、腹部、面部、骨盆及下肢手术等 如果一侧手臂有静脉输液，将手臂置于支臂架上并妥善固定 注意保持头、颈、胸呈水平功能位
	（2）颈过伸仰卧位（图 1-4-1B） 1）双肩下垫一软垫（平肩峰），使肩部抬高 20°，或将手术床头板放低 10°~20°，让患者头后仰，以达到颈部充分显露的目的 2）颈后垫一长圆枕，枕下放头圈，以防颈部悬空 3）头两侧用沙袋固定，以保持术中头颈部稳定且不悬空 4）放置器械升降托盘，使其内缘平齐患者下颌部，以代替头架 5）可将手术床的背板抬高 10°~20°，以利于头部静脉回流 6）其余同水平仰卧位	适用于甲状腺、腭裂修补、气管异物等颈前部手术 注意头不宜过度后仰，以免术后患者肩背部产生强烈疼痛感
	（3）上肢外展仰卧位（图 1-4-1C） 1）让术侧靠近台边，将患侧上臂外展置于支臂架上，不超过 90°，伸直且妥善固定，对侧手臂用中单固定于体侧 2）其余同水平仰卧位	适用于上肢、心脏和乳房手术等
	2. 侧卧位 （1）胸部手术侧卧位（图 1-4-2A） 1）将双层支臂架置于床垫下 2）协助患者健侧卧 90°，患侧在上；头下枕头圈或枕垫，使下臂三角肌群下留有空隙，以免三角肌受压 3）在胸背部两侧各垫一个长沙袋，置于中单下固定（必要时加骨盆挡板）	适用于肺、食管、侧胸壁等手术 注意：女性患者应考虑勿压伤乳房
	4）支臂架置于距腋窝约 15 cm 处，双臂自然向前伸展，放于同侧双层支臂架的上层和下层，下侧手臂用海绵包裹，并妥善固定，腋下垫一腋窝部软垫，距腋窝约 10 cm，以保护腋神经，以免损伤 5）上腿屈曲 90°，下腿伸直，呈跑步姿势，在两腿间放置一个大软枕	双上肢远端关节应高于近端关节
	6）用下肢约束带固定髋部和膝部 7）上麻醉头架，固定	约束带松紧适宜，以能够平放 4 个手指为宜
	（2）肾手术侧卧位（图 1-4-2B） 1）~4）同胸部手术侧卧位	适用于肾、输尿管等手术
	5）让手术床腰桥架对准肾区（第 11、12 肋骨平面）；若无腰桥，则将手术床头、尾部适当降低，形成“折床”，使腰部抬高、舒展，在腰部和肋下各垫一软枕	注意：使用腰桥者，在铺无菌巾后，升起腰桥

续

步骤	操作内容	操作要点
操作过程	6）上腿伸直，下腿屈曲 90°，在两腿间垫一软枕 7）大腿上 1/3 及膝部使用下肢约束带 8）上麻醉头架，固定 （3）脑科手术侧卧位（图 1-4-2C、D） 1）使患者健侧卧 90° 2）在头下垫头圈或将头置于手术床头架上，铺一次性胶单，下方耳郭置于头圈中以防受压，上方耳孔塞棉花球以防进水 3）腋下垫一腋窝部软垫，距腋窝约 10 cm，以保护腋神经，以免损伤 4）用束臂带固定双上肢于支臂架上 5）于背部、髋部、胸部、腹部各上一挡板用以固定身体 6）上腿屈曲 90°，下腿伸直，以放松胸、腹部，同时在两腿间垫一软枕，以免受压 7）用下肢约束带固定髋部和膝部	适用于颞部、颅后窝、枕骨大孔区等手术 注意：挡板与患者之间需放置软垫，缓冲对患者的压力
	3. 俯卧位（图 1-4-3） 1）术者协助患者翻身，俯卧于手术床上，头转向一侧或置于手术床头架上（颅后窝、颈椎后路手术） 2）双肘屈曲放于头板托上（头两侧） 3）胸部、髂嵴两侧均垫上软垫，使腹肌放松 4）膝下放一软垫，防止受压 5）足背下垫软垫，使小腿自然下垂，防止足背过伸 6）使用约束带固定膝部 7）上麻醉头架	适用于颅后窝、颈椎后路、脊柱后入路、背部、骶尾部等手术 男性患者应防止会阴部受压，女性患者应防止乳房受压
	4. 半坐卧位（图 1-4-4） 1）将手术床头端摇高呈 75°，尾端摇低呈 45°，协助患者屈膝半坐、头与躯干倚靠在手术床上 2）让整个手术床后仰 15°，用中单固定患者的双臂于体侧	适用于鼻咽部手术
	5. 截石位（图 1-4-5） 1）固定腿架，并在腿架上平铺软垫，保持平整，同时绑好固定带 2）患者脱去裤子，仰卧于手术床上 3）协助患者向下平移，至臀部与手术床缘平齐，臀部下垫一中方枕，以免受压 4）双腿屈髋、屈膝置于有软垫的腿架上，防止皮肤压伤 5）调节腿架的高度，以患者的腘窝自然屈曲、小腿下垂为宜，双腿分开的角度为 60°~90°，不可过大，以免拉伤大腿内收肌 6）腘窝下垫一软枕，并用约束带进行双腿固定 7）摆正膝关节，让腓骨小头不受压，以免腓总神经损伤 8）上麻醉头架	适用于肛门、尿道、会阴部、阴道、经阴道子宫切除、膀胱镜检查、经尿道前列腺电切术等
操作后处理	操作完毕后整理用物，并归还至原处	

注：教学与临床实际会有部分差异。

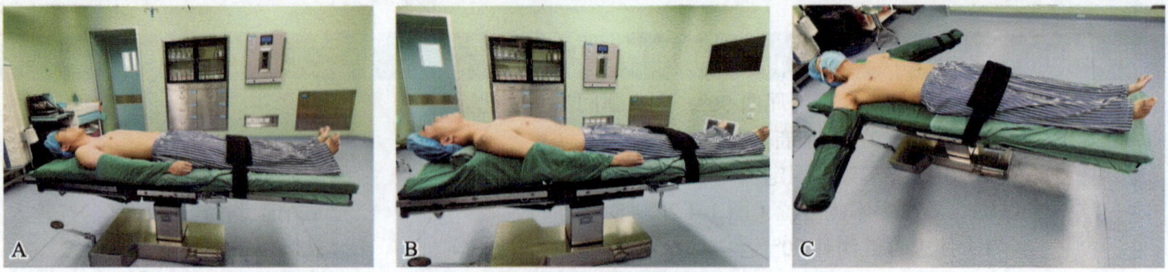

图 1-4-1　仰卧位

A. 水平仰卧位；B. 颈过伸仰卧位；C. 上肢外展仰卧位

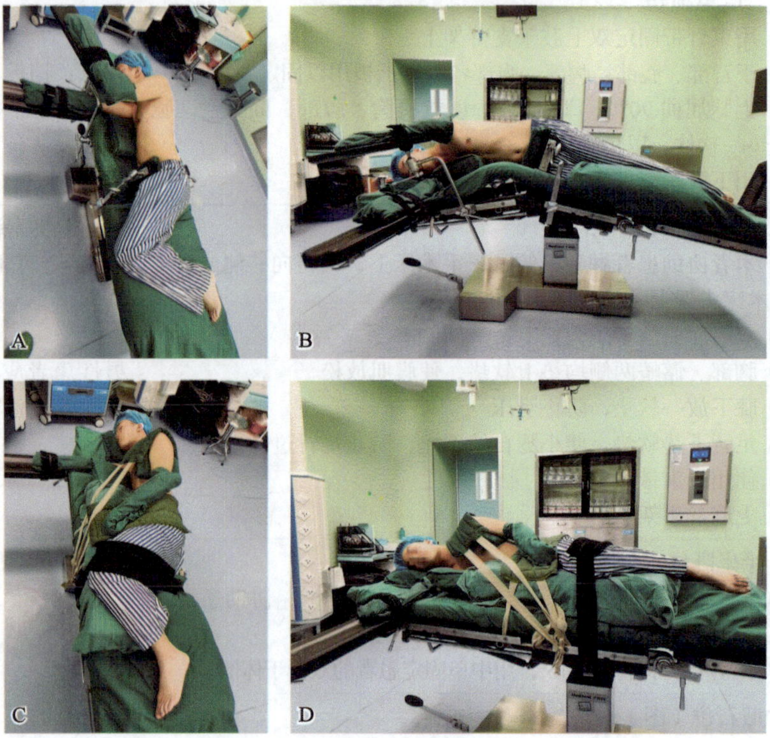

图 1-4-2　侧卧位

A. 胸部手术侧卧位；B. 肾手术侧卧位；

C. 脑科手术侧卧位正面；D. 脑科手术侧卧位侧面

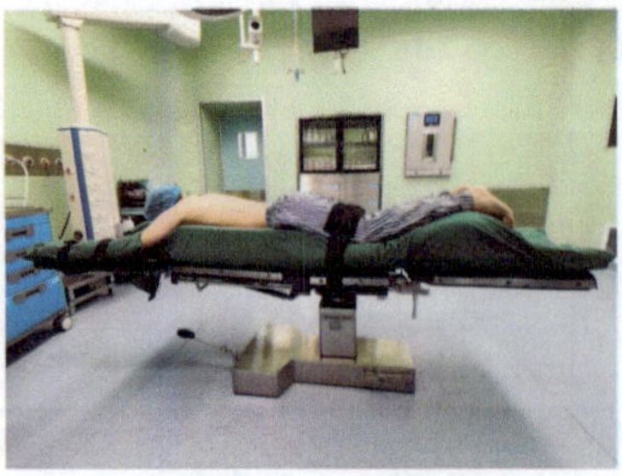

图 1-4-3　俯卧位

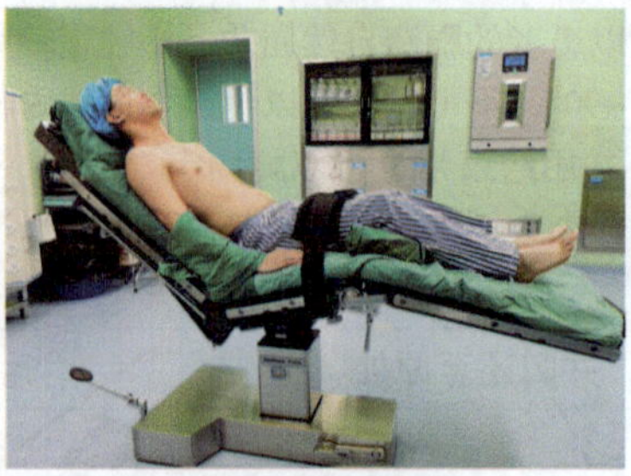

图 1-4-4　半坐卧位

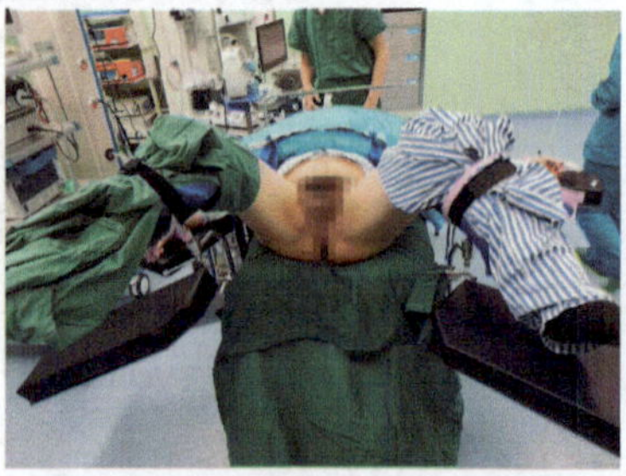

图 1-4-5　截石位

【健康教育】

1. 告知患者在摆放体位的过程中不要过度焦虑，按要求配合即可。

2. 告知患者如有任何不适，请及时告知医务人员。

3. 告知患者调整体位时宜慢和稳，保证安全。

4. 如使用电刀、电凝，需告知患者不携带任何金属物品。如体内有金属植入物，应及时告知医务人员。

【注意事项】

1. 根据体形选择大小合适的体位垫，体位垫应柔软、舒适、平滑、富有弹性。

2. 调整患者体位时，要注意保护各种管道及麻醉插管通畅、稳妥，避免脱出、扭曲或受压。

3. 注意避免肢体过度外展或约束带过紧所造成的神经损伤。

4. 如手术时间较长，应注意观察患者远端肢体皮肤温度、颜色、脉搏和有无水肿等情况。

5. 安置体位时，不要影响呼吸功能，避免胸部、颈部受压。例如俯卧位时，应注意保持胸、腹部悬空。

6. 要充分暴露手术野，但应注意避免不必要的裸露，注意保暖。

7. 移动患者体位时，动作宜轻柔，用力协调一致，避免直立性低血压、血压骤升以及颈椎脱位等严重意外的发生。

8. 摆放体位时，在符合手术要求的同时，应最大限度地保证患者的舒适与安全，需要妥善固定，避免神经、肌肉受压及过度牵扯，患者的肢体和托垫必须摆放平稳，不能悬空。

9. 皮肤应避免接触金属物品，以防灼伤。

【护患沟通示范】

1. 操作前解释

您好，阿姨，请问您叫什么名字？

张阿姨（张某某），您好，请不要紧张，我是您今天手术的巡回护士。在手术开始前，我先为您摆放手术体位，请您配合我。摆放手术体位就是根据您的手术部位，通过调整手术床的高低，利用软垫、体位架等物品来安置合适的手术体位，以便能充分暴露手术部位，保证手术顺利进行。请您不要紧张，按我说的配合我就可以了。那我们现在就开始了，好吗？

张阿姨，我先看一下您的皮肤和颈部活动情况。

您的皮肤完整、无破损，颈部活动无障碍，请不要担心。

2. 操作中指导

张阿姨，我现在在您的肩下垫一个软垫，使您的肩部抬高 20°，同时使您的头部后仰，以达到颈部充分显露的目的，方便手术操作。在整个过程中，如果您有什么不舒适的地方，请您一定要及时告诉我。

3. 操作后嘱咐

张阿姨，手术体位已经摆放好了，您配合得很好，您有什么不舒适的感觉吗？

好的，手术马上开始，请您不要担心。

【知识拓展】

手术体位垫

手术体位垫是一种用在手术室放置在手术床上的医用器具，可以有效缓解患者因手术时间过长而导致的压疮，根据不同手术体位及患者部位，可使用不同的体位垫。手术体位垫目前按材质可分为海绵、泡沫颗粒、发泡、充气式、硅胶、凝胶 6 种。其中凝胶体位垫柔软度及支撑性能较为优良，具有抗压性和减震性，可最大限度分散压力。

【操作考核评分标准】

【实训习题】

1. 肛门直肠脓肿的患者准备手术时所需要安置的手术体位是
   A. 俯卧位　B. 仰卧位　C. 截石位
   D. 半坐卧位　E. 平卧位
2. 手术体位安置的目的不包括
   A. 充分显露手术野　B. 满足手术需要
   C. 最大限度避免手术体位损伤　D. 确保患者安全与舒适
   E. 避免患者投诉
3. 截石位时，两腿之间的夹角最佳应为
   A. 90°　B. 大于 90°　C. 小于 120°
   D. 不大于 120°　E. 60°~90°
4. 摆放侧卧位时，腋窝部软垫距腋下的距离是
   A. 8 cm　B. 10 cm　C. 12 cm
   D. 15 cm　E. 16 cm
5. 俯卧位不适用于
   A. 头部手术　B. 背部手术　C. 脊柱后路手术
   D. 骨盆后路手术　E. 四肢背侧手术

答案：1. C；2. E；3. E；4. B；5. A

实训五　手术区域皮肤消毒和铺单

在为患者安置好体位后，在手术开始前，需要对手术野皮肤进行消毒，然后根据手术部位铺单。手术区域皮肤消毒是为了避免手术切口感染而最大限度地杀灭手术切口及其周围皮肤上的病原微生物的一项操作。消毒后铺无菌手术单是为了建立无菌安全区，以避免和尽量减少术中污染，

需要显露手术切口所必需的最小皮肤区域，遮盖切口周围其他部位。铺单由器械护士协助第一助手完成。

【目的】

1. 杀灭手术切口及其周围皮肤上的病原微生物，预防术后切口感染。
2. 在显露手术切口所需要区域的基础上，建立无菌安全区，以防止手术切口感染。

【实训目标】

1. 知识目标　学生知道手术区域皮肤消毒和铺巾的方法、重要性及注意事项。
2. 能力目标　学生能够对手术模型患者的手术部位正确实施消毒、铺巾（以腹部手术为例）。
3. 素质目标　学生具备团结协作的精神、责任感、认真及严谨的工作态度。

【案例导入】

某患者，男性，35 岁，职业：出租车司机。患者因外伤致肝破裂，拟于全身麻醉下行肝大部分切除术，现已进入手术室。巡回护士为其摆放好手术体位，需手术人员进行手术区皮肤消毒及手术区铺无菌单。

【实训内容与操作要求】

<table>
<tr><th>步骤</th><th colspan="2">操作内容</th><th>操作要点</th></tr>
<tr><td>核对、解释</td><td colspan="2">核对患者基本信息、手术部位及手术方法。向患者解释操作的目的、方法和配合要点，取得其配合</td><td></td></tr>
<tr><td>评估</td><td colspan="2">评估患者的生命体征、意识状态、自理能力、沟通能力、对本手术的认知水平及知情程度；评估消毒区域皮肤的清洁程度，有无破损及感染；评估患者手术部位，确定消毒范围及选择相应的消毒液</td><td></td></tr>
<tr><td rowspan="4">操作前准备</td><td>操作者</td><td>1. 器械护士：做好手术人员无菌准备（外科洗手后穿无菌手术衣、戴无菌手套）
2. 巡回护士：更换手术室衣、帽、鞋、口罩等
3. 手术医师（第一助手）：外科洗手</td><td></td></tr>
<tr><td>环境</td><td>层流净化手术间：手术间宽敞、明亮、安静、整洁，符合无菌要求，温度、湿度及手术台灯光符合规范，卫生符合规范，合理控制人员流动</td><td></td></tr>
<tr><td>用物</td><td>多功能手术台 1 台、模型人 1 个（置于手术台上，已安置好体位）、0.5% 聚维酮碘溶液 1 瓶，无菌手术包 1 个、无菌器械包 1 个、无菌敷料包 1 个，无菌持物罐和无菌持物钳 1 组，器械车 1 辆</td><td></td></tr>
<tr><td>患者</td><td>患者保持已安置好的体位，躺于手术台上，戴手术帽（避免头发外露），手术部位标识清楚，麻醉后生命体征平稳</td><td></td></tr>
</table>

续

步骤	操作内容	操作要点
操作过程	1. 消毒 手术区皮肤消毒（以上腹部手术为例） （1）器械护士将盛有聚维酮碘纱布的治疗碗及消毒用卵圆钳递给手术医师（第一助手） （2）消毒范围上至两乳头连线，下至耻骨联合，两侧至腋后线 （3）用无菌卵圆钳夹取聚维酮碘纱布块，先滴数滴于脐窝处，然后以切口处为中心，左右两边对称叠瓦式消毒，每次覆盖前一次的1/3~1/2，按从上到下，从内到外，先对侧再近侧的顺序涂擦皮肤 （4）第二遍不能超出第一遍的消毒范围，最后蘸干脐窝内的消毒液 （5）消毒完毕后，将用过的消毒用卵圆钳和治疗碗交由巡回护士，放置于器械车的下层	消毒方式有以下两种。 环形或螺旋形消毒：用于小手术野消毒，即由手术野的中心以环形或螺旋形向四周涂擦 平行消毒（叠瓦式消毒）：用于大手术野消毒，由中间向两侧对称性涂擦 消毒过程中如有漏消，需及时补消；如有污染，须重新消毒。先消毒对侧，纱布块翻面，再消毒近侧
	2. 铺单（以上腹部手术为例） （1）铺无菌手术巾（图1-5-1）：用4块无菌手术巾遮盖切口周围，显露手术切口所必需的最小皮肤区域 1）器械护士打开第2层内包布，查看灭菌指示卡，合格后取无菌手术巾，把无菌手术巾折边1/4，将第1、2、3块无菌手术巾的折边朝向第一助手（器械护士和第一助手分别站于手术台的两侧），第4块无菌手术巾的折边朝向自己，按顺序传递给第一助手 2）第一助手接过无菌手术巾，折面朝向患者皮肤且朝手术切口中心，分别铺于切口下方、上方及对侧（或下方、对侧、上方），最后铺近侧 3）第一助手接过由器械护士传递的巾钳，并用此固定无菌手术巾的4个交角（也可用手术切口薄膜粘贴固定） （2）铺无菌托盘垫（图1-5-2）：器械护士将2块无菌托盘垫递给第一助手，由第一助手将其铺于手术台的器械托盘上 （3）铺手术中单（图1-5-3）：器械护士将1块手术中单的一端递于已穿无菌手术衣、戴无菌手套的第一助手，两人配合将手术中单铺于手术切口的足端，再将另一块手术中单铺于切口的头端。铺单时要注意把外展开的手包绕在手术中单内，避免手触及未消毒灭菌的物品 （4）铺手术大单（图1-5-4）：器械护士将手术大单的开孔正对手术切口放好，且让大单孔的开口与切口方向平行，使短端向头部、长端向下肢，与第一助手配合先展开上方，后展开下方，展开时手要卷在手术大单里面，以免污染	注意：在传递过程中，第一助手的手不能碰到器械护士。器械护士需用无菌手术巾的两个边角包绕好戴手套的手进行保护 为避免过度暴露皮肤，每块无菌巾的内侧缘距切口在3 cm以内 铺下的无菌手术巾一般不允许移动位置，若需调整，则只可向外少许移动 在铺完无菌手术巾和无菌托盘垫后，其他无菌手术单需由两个穿了无菌手术衣、戴无菌手套的人员进行。第一助手需再次消毒手臂并穿无菌手术衣、戴无菌手套后再与器械护士铺盖其他无菌手术单 在向左、右展开手术中单时，不要让手术中单接触已固定好的4块无菌手术巾，以免其移位

续

步骤	操作内容	操作要点
操作后处理	操作完毕，整理用物，所有用物归置于原处，所有物品按要求进行处理	

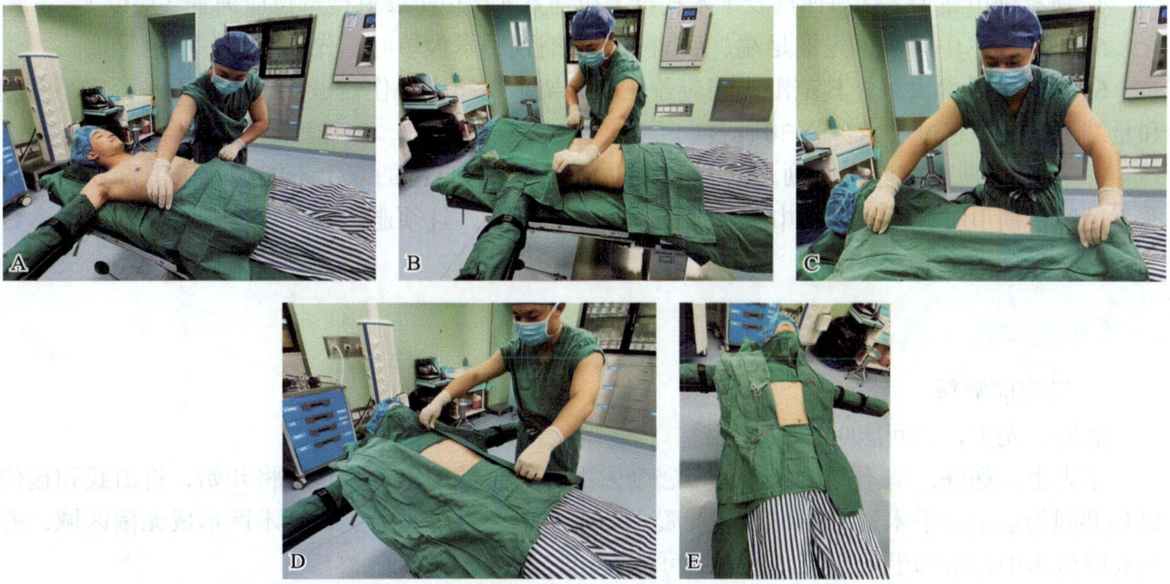

图 1-5-1 铺无菌手术巾

A. 铺第 1 块无菌手术巾；B. 铺第 2 块无菌手术巾；C. 铺第 3 块无菌手术巾；D. 铺第 4 块无菌手术巾；E. 使用巾钳固定无菌手术巾

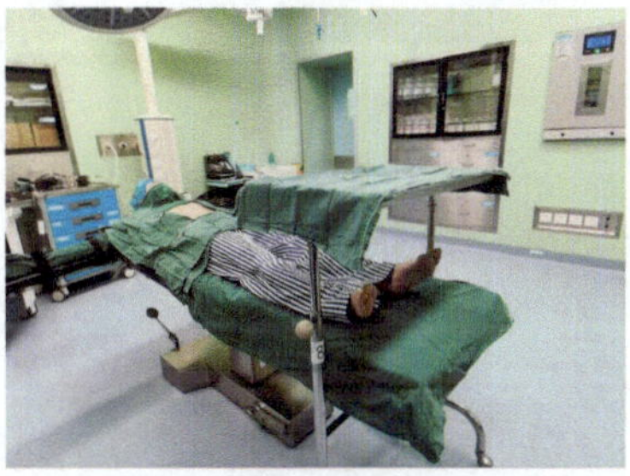

图 1-5-2 铺无菌托盘垫

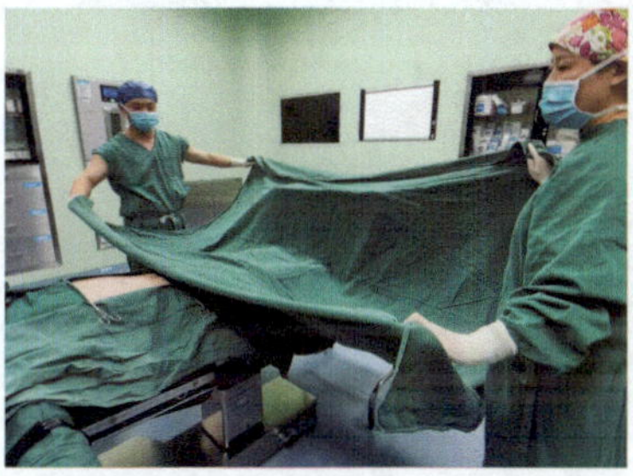

图 1-5-3 铺手术中单

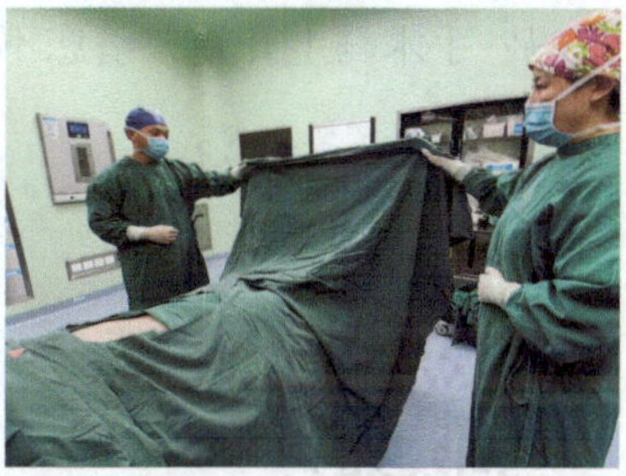

图 1-5-4 铺手术大单

【健康教育】

1. 告知患者如对聚维酮碘或其他消毒液过敏，需及时告知医务人员。
2. 告知患者不能自行改变体位，如有任何不适，请及时告知医务人员。

【注意事项】

1. 消毒范围为手术切口及其周围 15~20 cm 的区域，如果有延长手术切口的可能，应扩大消毒范围。

2. 消毒过程中如有漏消毒的区域，需及时补消毒；如有污染，须重新消毒；在一遍消毒中，只能由内向外进行消毒，不可返回切口中心处进行消毒。

3. 传递无菌手术巾时，器械护士手持两端向内翻转包绕住双手，第一助手接时可避免接触器械护士的手；展开手术中单、手术大单时，铺单人员也须将手卷在无菌单里面，以免污染。

4. 所有铺巾在手术切口四周及手术托盘上应铺置 4 层以上，其他部位应铺置 2 层以上。

5. 铺置手术中单时，先铺足端、后铺头端；铺置手术大单时，先铺头端、后铺足端。

6. 铺好的手术大单，其范围头端应盖住麻醉架，足端应盖住器械托盘以及手术台尾，两侧和足端应垂下并超过手术台缘 30 cm。

7. 严格遵循无菌操作原则，上手术台的人员需注意自己的双手不能触及未消毒物品以及非无菌区；铺巾时，所持无菌巾不可与四周有菌物接触，且须避免其下缘落到腰以下及手术台缘以下。

【护患沟通示范】

1. 操作前解释

您好，先生，请问您叫什么名字？

李先生，您好，请不要紧张，我是您今天手术的器械护士，手术即将开始，将由我和这位医师共同为您消毒手术区域的皮肤和铺置无菌手术单，主要是为了在手术区形成无菌区域，避免和降低术中污染和手术后切口感染的可能性。

2. 操作中指导

李先生，我们铺的单子会遮盖住您的全身，但我们会把您的头部露出来，请您不要紧张。

3. 操作后嘱咐

李先生，现在消毒和铺单都已经完成了，您现在有什么不舒适吗？如果有，请及时告诉我好吗？手术马上开始，请您不要担心。

【操作考核评分标准】

【实训习题】

1. 手术区皮肤消毒范围应包括手术切口周围多大区域的皮肤

A. 5~10 cm　　B. 10~15 cm　　C. 15~20 cm
D. 2~8 cm　　E. 7~10 cm

2. 铺手术大单时，手术大单应下垂超过手术台缘

A. 30 cm　　B. 20 cm　　C. 40 cm
D. 60 cm　　E. 50 cm

3. 上腹部手术的消毒范围是

A. 两乳头连线以下，脐以上　　B. 剑突以下，脐以上

C. 两乳头连线以下，耻骨联合以上　　D. 锁骨以下至腹股沟韧带
E. 锁骨以下，脐以上

答案：1. C；2. A；3. C

实训六　外科常用手术器械的识别和使用

手术治疗是外科患者常用的治疗方法。正确地辨认、使用及传递手术器械，是器械护士必须掌握的基本功。

【目的】

1. 术中能更好地配合手术者完成手术操作。
2. 减少操作中的安全隐患。

【实训目标】

1. 知识目标　学生能够描述外科常用手术器械的结构特点和用途。
2. 能力目标　学生能够正确辨认、使用和传递外科常用手术器械。
3. 素质目标　学生具有实际操作、团队协作能力。

【案例导入】

某患者，男性，30 岁。患者因阑尾炎拟于明日早晨行阑尾切除术，现需准备手术用器械。

【实训内容与操作要求】

1. 手术镊　分为有齿镊和无齿镊两类（图 1-6-1）。有齿镊又称为组织镊，镊的尖端有齿，因尖端有钩齿、夹持牢固，常用于夹持坚韧组织，如皮肤、肌腱等。无齿镊又称为平镊或敷料镊，其尖端无钩齿，用于夹持脆弱的组织、脏器及敷料，对组织损伤较轻，常用于血管、神经手术。根据手术镊长度不同又可分为长镊和短镊，长镊用于深部操作，短镊用于浅部操作。

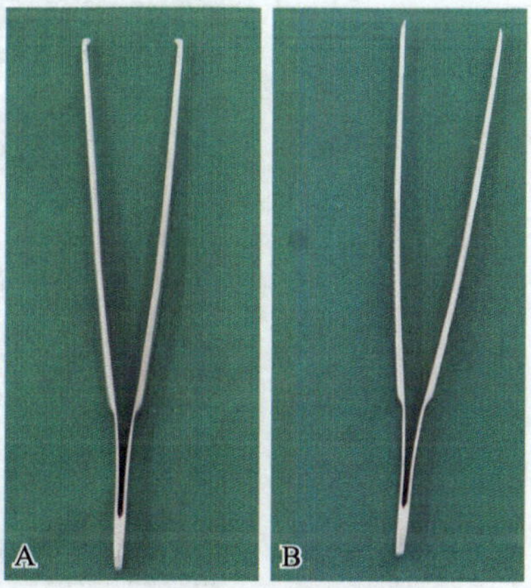

图 1-6-1　手术镊
A. 有齿镊；B. 无齿镊

手术镊的正确使用方法为拇指相对示指与中指用力捏持，执镊脚的中、上部，使用时不可倒置（图 1-6-2）。

手术镊的传递方法为手握镊尖端、闭合开口，水平式或直立式传递（图 1-6-3）。

2. 手术刀　由刀片和刀柄组成，用于切割和分离组织，是外科手术中不可缺少的重要手术工具（图 1-6-4）。刀柄有 3 号、4 号和 7 号三种型号。刀片有固定和活动两种，活动刀片型号较多，常用的有 10~27、34、36。一般情况下，大圆刀片常用于切开皮肤、肌腱等较韧组织；中圆刀片常用于切开皮下、肌肉等组织；小圆刀片在眼科、手外科常用于切割精细组织；尖刀片常用于切开血管、神经及心脏组织；镰

状刀片用于气管切开等。

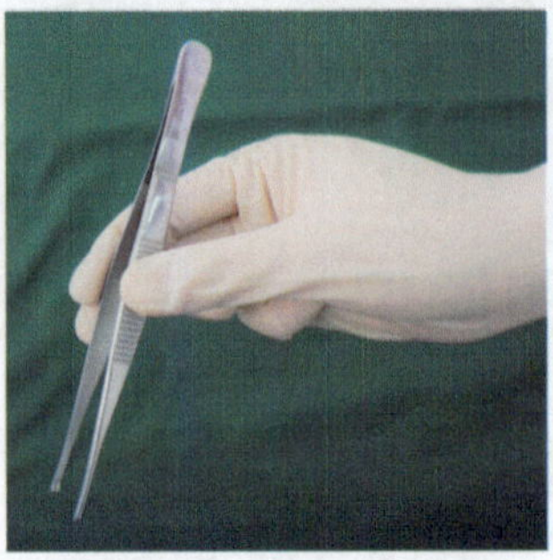

图 1-6-2　正确执镊的方法

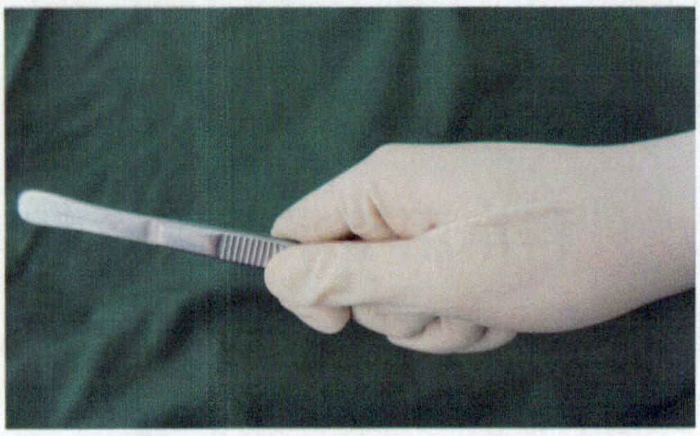

图 1-6-3　手术镊的传递方法

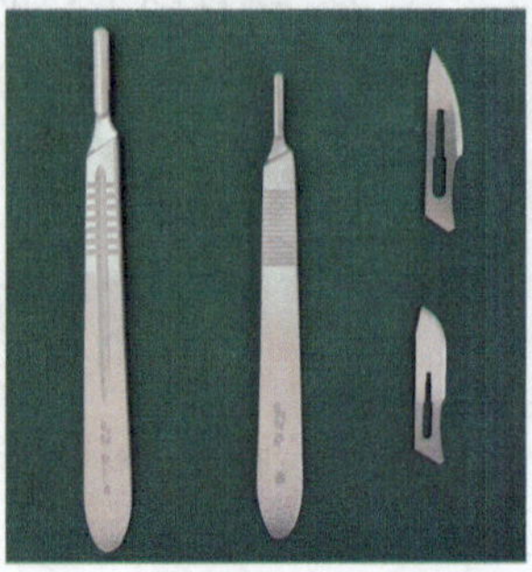

图 1-6-4　手术刀刀柄及刀片

常用的执刀方式有 4 种（图 1-6-5）。

（1）指压式：此方式持刀比较稳，发挥腕和手指的力量，用于用力较大的切开，多用于腹部皮肤切开及切断钳夹的组织。

（2）执弓式：用于切割范围较广、用力较大的坚硬组织，如肌腱、坏死组织、慢性增生组织等，力量在手腕。

（3）执笔式：用以切割短小的切口，用力轻柔而操作精细，如分离血管和神经以及切开腹膜小口等，动作和力量主要在手指。

（4）反挑式：是执笔式的转换形式，刀刃由内向外挑开，以避免深部组织或器官损伤，如腹膜切开或挑开狭窄的腱鞘等。

手术刀的传递方式：手术刀握于虎口，刀刃向上、向外，或者拇指与四指夹持刀背、刀刃向下，尖端向自己水平传递（图 1-6-6）。

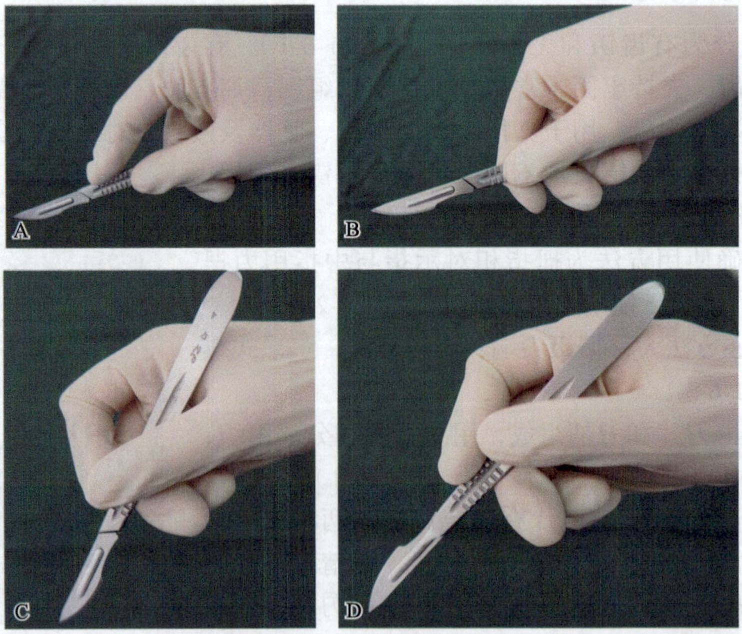

图 1-6-5　常用的执刀方式

A. 指压式；B. 执弓式；C. 执笔式；D. 反挑式

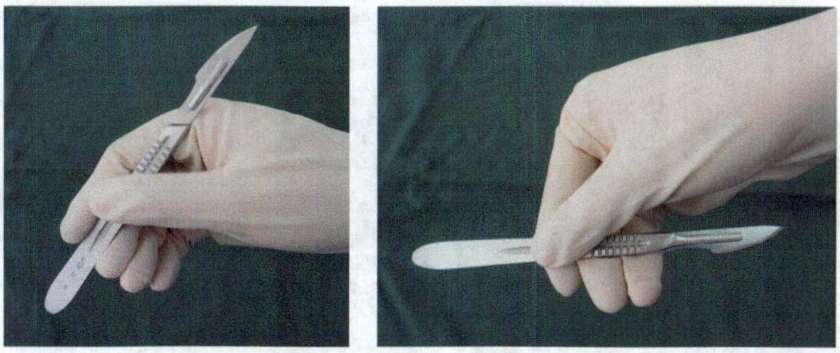

图 1-6-6　手术刀的传递方式

3. 拉钩　又称为牵开器，有不同形状、大小，用于牵开切口，显露手术视野，利于手术操作（图 1-6-7）。

拉钩传递前用生理盐水浸湿，握住拉钩前端，将柄平行传递（图 1-6-8）。

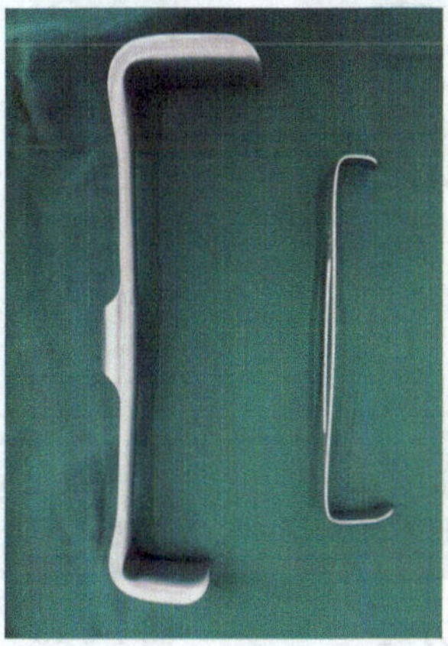

图 1-6-7　常用拉钩

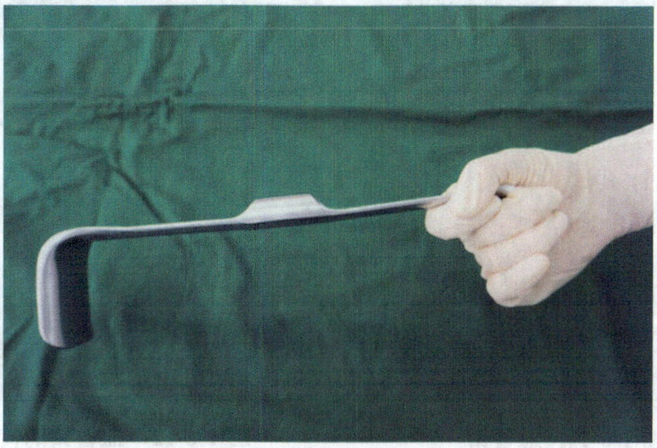

图 1-6-8　拉钩传递方式

4. 手术剪　用于剪开组织、缝线和特殊材料，一般有直、弯、尖、钝、长、短不同的规格（图 1-6-9）。组织剪多为弯剪，尖端较钝，用于分离、解剖和剪开组织。线剪多为直剪，又分为剪线剪和拆线剪。剪线剪尖端较尖锐，用于剪断缝线、敷料、引流物等。拆线剪尖端较钝，一侧刀片有小缺口，用于拆除缝线。

正确的执剪姿势为拇指和环指分别插入器械柄的两环，中指放在环指的器械柄上，示指压在轴节处起稳定和向导作用，以利于操作（图 1-6-10）。

传递手术剪时，传递者应手持手术剪中部，弯剪将弯头向上，将剪柄尾端拍打在手术者掌心上。

5. 血管钳　又名止血钳，有直、弯、长、短之分，主要用于钳夹血管或出血点，以达到止血的目的，也可用于钝性分离。直血管钳用以夹持浅层组织出血、协助拔针等。弯血管钳用以夹持深部组织或内脏血管出血（图 1-6-11）。

血管钳的握持方式和传递方式同手术剪（图 1-6-12）。

6. 持针器　主要用于夹持缝针，装、卸手术刀片，也用于器械打结。持针器和直血管钳类似，应注意鉴别。持针器尖端较厚、较短，咬口上有交错齿纹，并有凹槽，利于夹持缝针（图 1-6-13）。

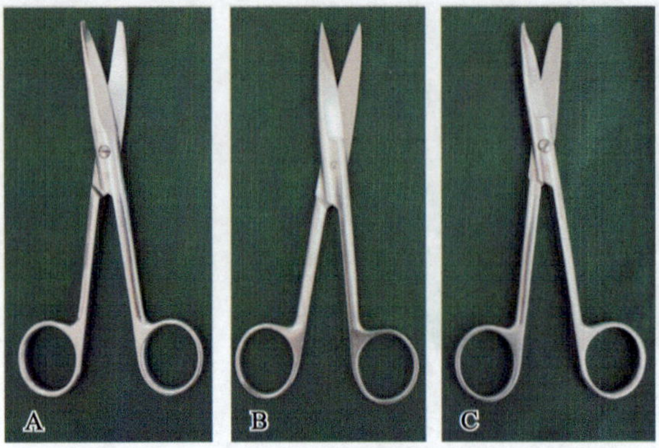

图 1-6-9　手术剪

A. 组织剪；B. 剪线剪；C. 拆线剪

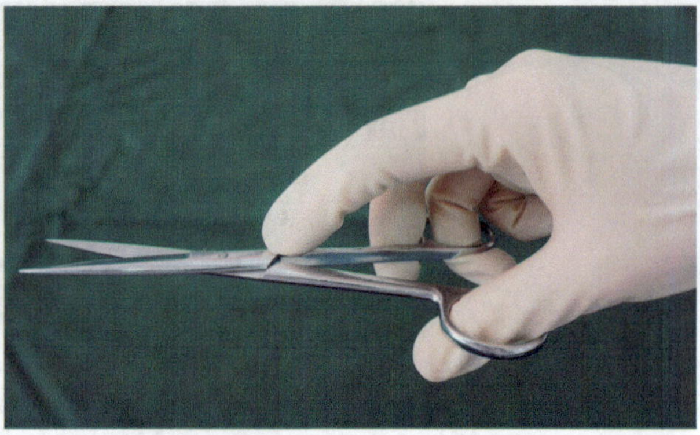

图 1-6-10　正确的执剪姿势

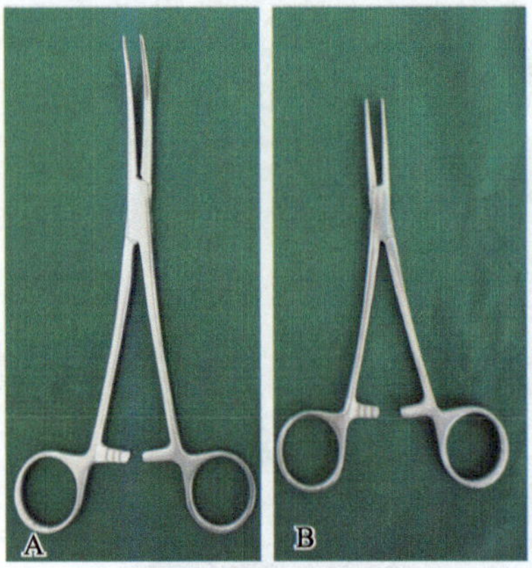

图 1-6-11　血管钳

A. 弯血管钳；B. 直血管钳

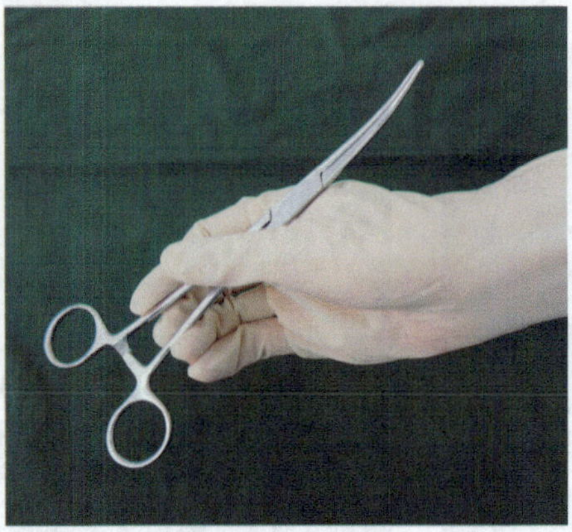

图 1-6-12　血管钳的传递方式

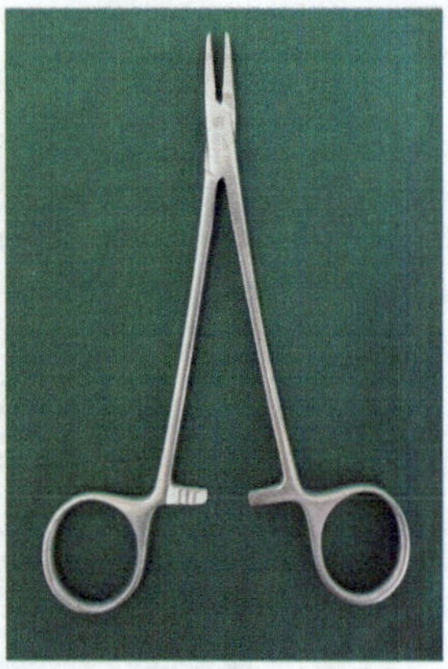

图 1-6-13　持针器

持针器的主要作用有夹持缝针及装、卸手术刀片，具体用法如下。

（1）夹持缝针：用持针器的尖端前 1/3 处夹住缝针的中、后 1/3 交界处，多数情况下夹持的针尖应向左、向上，特殊情况可向右，缝针与持针器垂直（图 1-6-14）。扣紧持针器后穿缝线，缝线应重叠 1/3，且将绕线重叠部分放于针嘴内，以利于操作。

（2）装、卸手术刀片：手术刀柄有小凹槽的一侧朝上，右手用持针器夹住刀背，注意不要遮盖空隙处，将刀片卡在刀柄尖端卡槽内，用力向后推动刀片，即可装好刀片（图 1-6-15）。

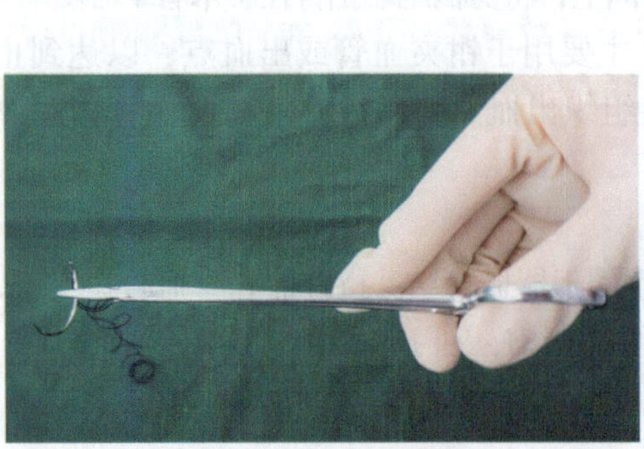

图 1-6-14　持针器夹针

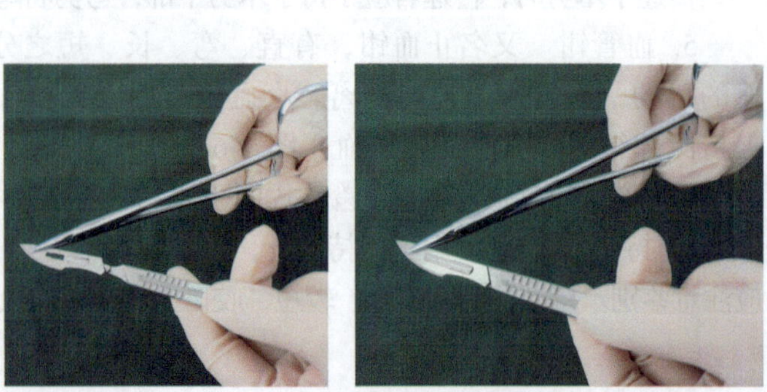

图 1-6-15　装手术刀片

取下刀片时，将刀片底部夹住抬起，轻轻向前推动，当刀片底部离开卡槽后，用力拉刀片前端即可卸下手术刀片（图 1-6-16）。

传递持针器时，捏住持针器中部，缝针的尖端朝上，缝线搭在手背或垂于手心，用适当的力气拍打在手术者掌心上（图 1-6-17）。

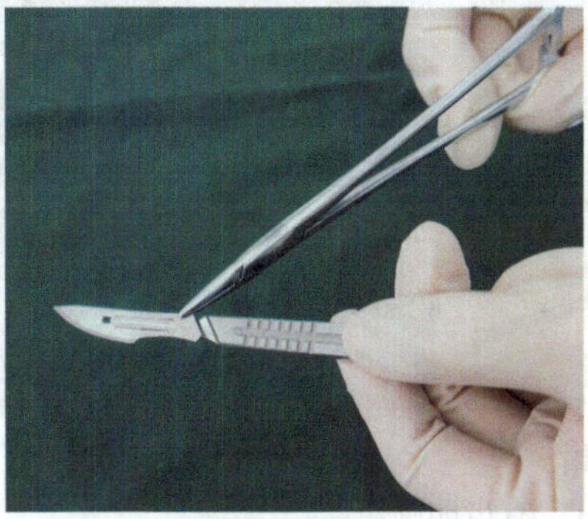

图 1-6-16　卸手术刀片

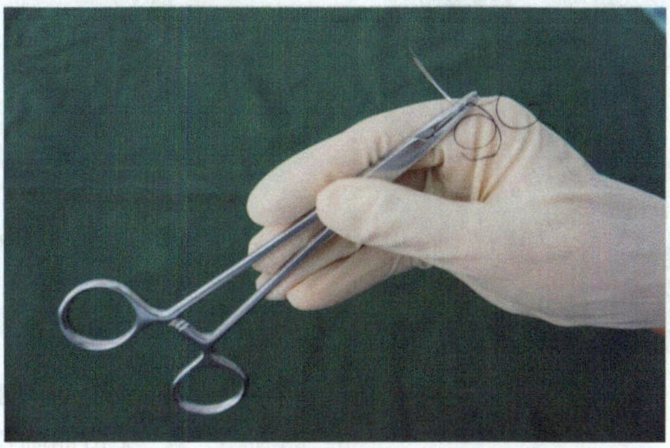

图 1-6-17　持针器的传递方式

7. 缝针　常用的缝针有圆针和三角针两类（图 1-6-18）。圆针对组织损伤小，可用于软组织、血管、神经、内脏的缝合。三角针侧缘锋利，容易穿过组织，但对组织造成的损伤较大，用于缝合皮肤、瘢痕和软骨等坚硬的组织。

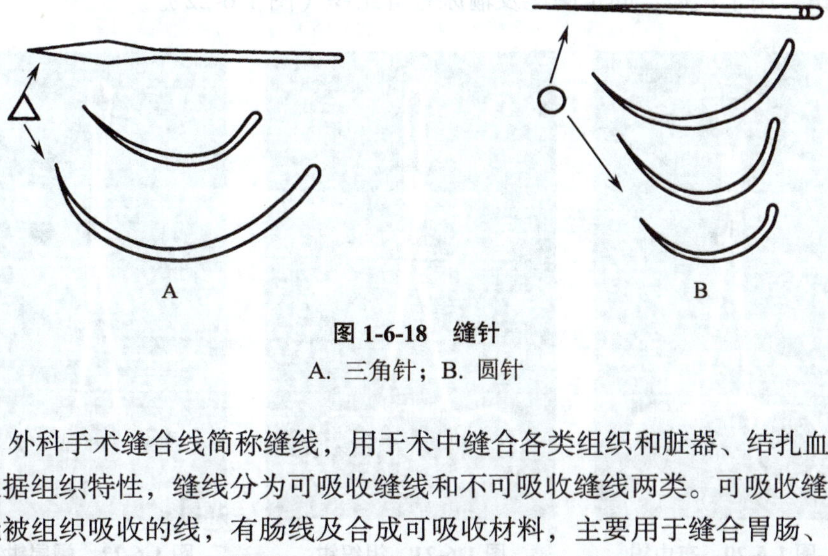

图 1-6-18　缝针

A. 三角针；B. 圆针

8. 缝线　外科手术缝合线简称缝线，用于术中缝合各类组织和脏器、结扎血管，促进手术切口愈合。根据组织特性，缝线分为可吸收缝线和不可吸收缝线两类。可吸收缝线是指在切口愈合过程中能被组织吸收的线，有肠线及合成可吸收材料，主要用于缝合胃肠、胆管、膀胱和子宫壁等。不可吸收缝线是指不能被组织酶消化的缝线，有棉线、亚麻线、丝线、涤纶线、尼龙线、金属线及马尾线等。

缝线有不同的染色，丝线以黑色为主，吸收线以冷色为主。黑色的丝线是手术中最常用的缝线，其优点是抗张力强度大、组织反应轻微、结扎不易滑脱、灭菌方便、不变质及价格低廉。根据张力强度及粗细的不同，缝线可分为不同的型号，一般以号码标明，常用的为 1~10 号线，号码越大，缝线越粗，张力强度越大。1 号以下的细线则以 0 标明，0 数越多，线越细。

9. 卵圆钳　两顶端各有一个卵圆形的环，顶端分为有、无横纹，其内光滑者称为无齿卵圆钳，用于夹持较脆的组织，如胆囊、胃肠等；内有横纹者称为有齿卵圆钳，又称为持物钳，用于夹持纱布等物品（图 1-6-19）。

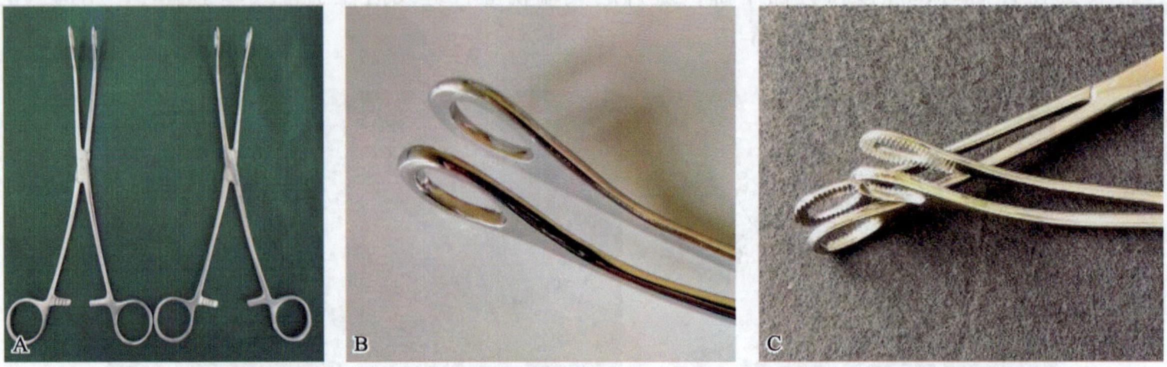

图 1-6-19　卵圆钳

A. 卵圆钳；B. 无齿卵圆钳；C. 有齿卵圆钳

10. 布巾钳　用于固定铺盖于手术切口周围的无菌手术巾，有时也可用于牵拉骨或其他坚韧的组织（图 1-6-20）。

11. 组织钳　又称为皮钳，远端有小齿，故一般用于夹持软组织或皮瓣，不易滑脱，以利于手术进行，不宜夹持神经、血管等，以免造成损伤（图 1-6-21）。

12. 阑尾钳　用于夹提、固定阑尾及输尿管等组织（图 1-6-22）。

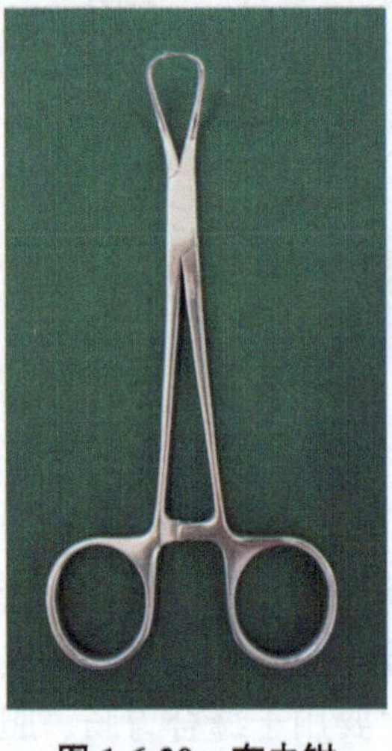

图 1-6-20　布巾钳

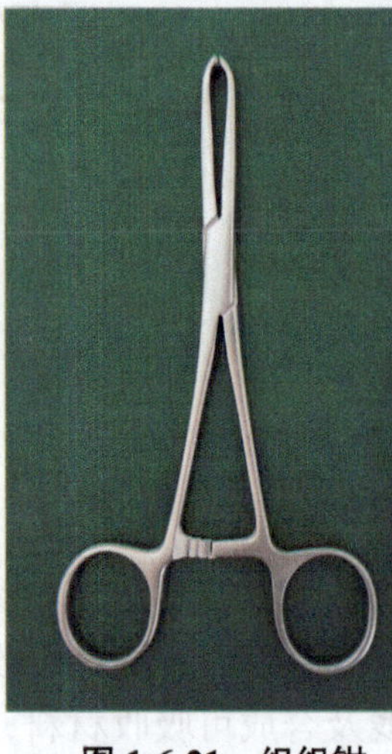

图 1-6-21　组织钳

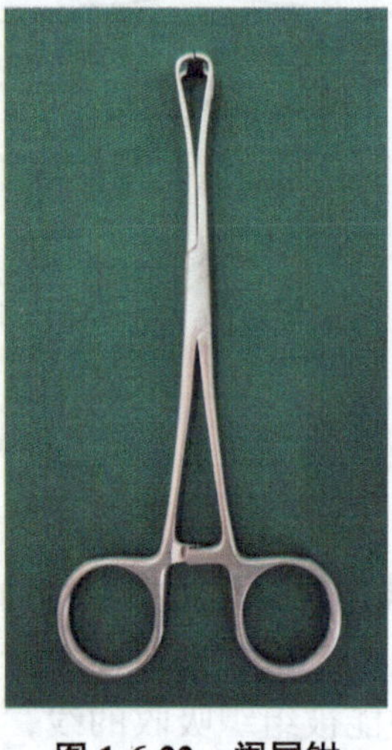

图 1-6-22　阑尾钳

13. 肠钳　即肠吻合钳，是用于夹持肠管的器械，齿槽薄，弹性好，对组织损伤小，使用时可外套乳胶管，以减少对肠壁的损伤（图 1-6-23）。

14. 刮匙　用于刮除切口坏死组织、肉芽组织、死骨或取出松质骨块，有大小、锐钝之分，有直、弯两型（图 1-6-24）。

15. 探针　有普通探针、专用探针两类。普通探针用于探查窦道、瘘管深浅及方向，分为圆探针、有槽探针两种。专用探针一般指胆道探子、宫颈探子、尿道探子等，用于相应部位的探查或扩张，有不同大小及型号（图 1-6-25）。

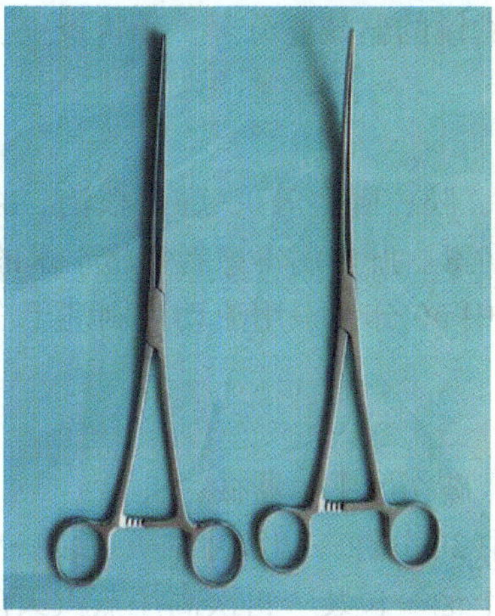

图 1-6-23　肠钳

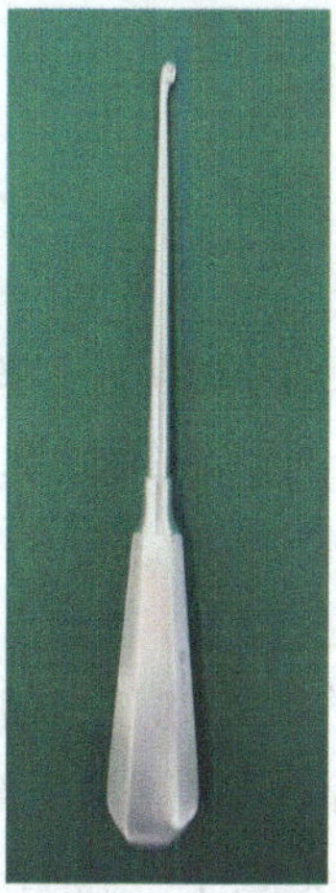

图 1-6-24　刮匙

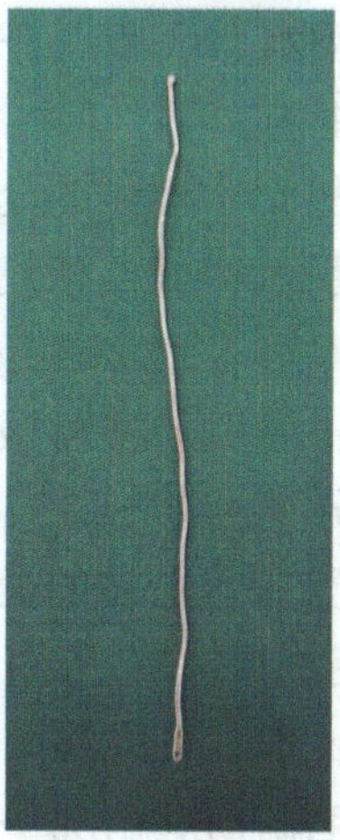

图 1-6-25　探针

【注意事项】

1. 手术器械和物品种类多，应做到正确识别、使用和传递。根据手术类型、部位深浅，正确选用手术器械。

2. 练习过程中注意安全。

3. 传递时力度适当，以达到提醒手术者注意力为度。传递手术器械时，应快递、快收，及时整理切口周围的器械，不可出现堆积、落地现象。及时擦净血迹。污染的器械应放入指定容器内，不宜再用。

4. 手术器械要有专人管理，严格按操作规程处理，定位放置，定期检查、保养和维修。任何金属器械均不得投掷，不可相互碰撞。

5. 向助手传递器械时，要避开主刀医师的视野，从合适的位置传递，勿妨碍主刀医师操作。禁止从医师肩后或背后传递器械。

6. 安装刀片时，持针器前端与刀片呈 45°，夹持刀片背侧前端 1/3 处，左手持刀柄，将刀片豁口对准刀柄的槽缝向后拉；卸载刀片时，夹持刀片背侧尾端并稍稍抬起（约 5°）。

7. 手术钳若为弯钳，使用时弯度向上，钳尖向下，手在血管钳的上方。

8. 持针器夹于缝针的后 1/3 处，拉线过针孔要达 7~8 cm，约为持针器长度的 1/3。

9. 传递带线器械时，应将缝线搭到手背，以免术者接钳时抓住缝线影响操作。

10. 传递纱布、纱垫、棉片进行填塞止血时，一定要做到心中有数，应该提醒医师将纱垫带或线头留于切口外，并按时取出。

11. 传递拉钩、纱布、纱垫前，应先用生理盐水浸湿再传递。

【知识拓展】

手术器械的处理

1. 一般手术器械的处理

一般手术器械是指非感染的手术器械，如甲状腺、疝气、椎间盘等手术使用的器械。

处理方法：术后，将器械在流动水下冲洗，去除血污→酶浸泡 2 分钟以上（或联合超声波振荡）→用流动水彻底冲洗→分类烘干（精细、尖锐的器械要分开）→检查→上油→包装或分类存放于器械柜内。

2. 一般感染手术器械的处理

一般感染手术器械是指切开腔道（如胃、肠、胰、阑尾等）、肿瘤根治、脓肿切开、结核病灶清除以及为感染梅毒螺旋体、人类免疫缺陷病毒、肝炎病毒患者实施手术的器械。

处理方法：术后，将器械浸泡于含氯消毒液中 30 分钟→用流动水刷洗干净→分类烘干→检查→上油→分类保存于器械柜中。

3. 特殊感染手术器械的处理

特殊感染手术器械是指用于气性坏疽、炭疽、破伤风手术器械。

处理方法：术后，将器械浸泡于含氯消毒液中 30 分钟→初步冲洗→包装→高压蒸汽灭菌→使用流动水用毛刷彻底刷洗→分类烘干→检查→上油→包装→再次高压蒸汽灭菌后保存于无菌器械柜中备用。

【操作考核评分标准】

【实训习题】

1. 皮肤缝合常用的针是

A. 小圆针　　B. 矮胖针　　C. 大圆针

D. 三角针　　E. 小弯针

2. 传递手术器械错误的做法是

A. 禁止从医师肩后或背后传递器械

B. 传递镊子时，应手握镊柄部，尖端向外

C. 传递缝针时，应捏住持针器中部，缝针尖端朝上

D. 持针器钳夹弯针，要在中、后 1/3 交界处

E. 血管钳传递时要以柄轻击手术者手掌

3. 缝合腹腔和子宫的缝线是

A. 尼龙线　　B. 丝线　　C. 子尾线

D. 可吸收线　　E. 纤维线

答案： 1. D；2. B；3. D

实训七　手术基本技术操作

手术基本技术操作包括切开、止血、缝合、打结及剪线等。

【目的】

1. 切开可使组织创缘整齐，利于缝合和组织愈合。

2. 结扎血管可防止出血。打结用于术中止血和缝合时，牢固、可靠的打结能防止组织裂开和出血。

3. 缝合可使切开的不同层次的组织对合，可消除手术残腔，预防感染，利于切口愈合；止血、重建器官结构或整形。

4. 拆除即将愈合切口的缝线，可促进组织修复。

【实训目标】

1. 知识目标　学生知道切开、止血和缝合的基本方法和注意事项。

2. 能力目标　学生能够正确使用常用器械（手术刀、血管钳、手术剪、有齿镊、持针钳等），学会打结的方法。

3. 素质目标　学生具备手术室护士的职业道德和严谨、认真的工作态度。

【案例导入】

某患者，男性，66 岁，职业：公务员。患者因右侧腹股沟疝，今晨 9 时拟在全身麻醉下行右侧腹股沟疝修补术，现患者已进入手术室，术前准备已完善，手术区域已备皮完毕，准备切开手术。

【实训内容与操作要求】

步骤	操作内容		操作要点
核对、解释	核对患者姓名、床号、腕带信息、病情、手术名称、手术部位、麻醉方法、手术方法等。向患者解释操作的目的、方法、配合要点等，取得其配合		
评估患者	评估患者的病情、意识状态、皮肤完整性、皮肤局部有无感染、合作情况及术前准备情况		皮肤有感染的部位不能作为切开皮肤的部位。已感染伤口、毒蛇咬伤伤口及破伤风伤口等只能清创，不能缝合
操作前准备	操作者	着装整洁，戴口罩、帽子，外科刷手后穿无菌手术衣，戴无菌手套	
	环境	安静、宽敞、舒适、光线充足、温度及湿度适宜	
	用物	缝合模型、无菌手套、手术刀、血管钳、持针器、各种型号缝针、缝线、组织剪、剪线剪、拆线剪、有齿镊、无齿镊、消毒巾、纱布等	

续

步骤	操作内容	操作要点
操作过程	1. 切开 （1）切口的选择 1）接近病变部位，便于充分显露 2）损伤最小，尽量少切断血管、神经、肌肉等 3）有利于切口愈合 4）形成瘢痕后不致妨碍肢体功能 5）尽量沿皮纹或在易被毛发遮蔽处做切口 （2）切开的方法（图 1-7-1） 1）切开皮肤时，若切口较小，操作者戴手套后可用左手拇指与示指分开固定、绷紧切口两侧皮肤；若切口较大，操作者与助手戴手套后，左手持纱布于切口两侧绷紧皮肤 2）术者进刀与皮肤垂直，运刀呈 45°，止刀时刀与皮肤垂直，最好一次切开皮肤全层和深筋膜以浅的皮下组织。用力适当、均匀，按解剖层次分层切开 3）切开皮下组织可以用刀，亦可用剪。但切开深筋膜或肌膜时，一般先以手术刀沿纤维走行方向切一小口，再用剪刀剪开。如无特殊需要，肌纤维不需切断，钝性分离即可。皮肤、皮下组织切开以后，即应以消毒巾遮蔽皮缘，保护切口	做长切口时，可用 3% 甲紫事先做好标记或用刀尖背侧划痕，以求准确，为了缝合皮肤时对合满意，还可在切口线上划几处横线标记 分离组织的方法有两种，一种为锐性分离，使用刀、剪，适用于致密坚韧组织的分离；另一种为钝性分离，使用血管钳、手指、纱布球、剥离器等，适用于疏松组织间隙的分离
	2. 止血 术中常用的止血法有以下几种 （1）压迫止血：操作者或助手左手持纱布压迫出血点，进行压迫止血 （2）结扎止血 1）用血管钳钳住出血点，动作准确无误 2）助手将血管钳轻轻提起直立，以便术者将结扎线绕过血管钳，随即放低血管钳，翘起钳子尖端，第一个结在最后收线时，助手立即松开血管钳，术者扎紧第一个结，再打第二个结，完成方结后剪线	压迫止血主要用于组织渗血，如组织剥离面、骨髓腔、肌肉断面的止血 结扎止血主要用于处理较明显的血管出血，是止血最可靠的方法
	3. 缝合 操作程序以缝合皮肤的单纯间断缝合法为例（图 1-7-2） （1）进针及出针：左手持有齿镊提起切口对侧的皮肤边缘，右手持已夹住针线的持针器，用手腕的力量旋前或旋后 / 由外旋进，使缝针垂直进入皮肤，顺着针体弧度推进，使针体继续穿出皮肤部分 （2）当针体的前半部穿过对侧皮肤后，左手有齿镊放开对侧皮肤，用来帮助夹住针体，沿针体的方向整个穿出对侧皮肤，然后用同样的方法让缝针从近侧皮肤完全穿出。最后打结，剪线，以此完成第一针的缝合基本步骤。继续以同样的方法进行缝合，以闭合皮肤，缝合切口	单纯间断缝合法即每 1 针打 1 个结、剪断 1 次线。此法简单，使用广泛，可用于缝合皮肤、皮下组织、筋膜、神经鞘等 进针和出针的边距为距离切口边缘皮肤各 0.5 cm 缝合下一针时，注意两针之间的距离为 1 cm

续

步骤	操作内容	操作要点
操作过程	4. 打结 （1）单手打结法 1）第一结：右手拇指与中指捏住绳，示指从外侧挑起右手拉的线，右手示指从上侧搭在左侧绳子上，右手示指弯曲，顺势拉出右手拉的线，左手和右手均匀用力将线拉紧 2）第二结：右手拇指和示指捏住线，右手中指、环指从外侧靠右手线，从下侧搭在左手线下，弯曲中指勾起右手线，用右手中指和环指夹住向下拉出，左手和右手均匀用力，朝第一结的不同方向将线拉紧 3）以上即为方结，若要三重结，在第二结的基础上再重复第一个结的打法即可	整个过程左手把线拉直即可，主要是右手动作，且注意保持双手的线始终处于拉紧的状态
	（2）持钳打结法 1）第一结：左手持线，右手持钳。先将钳放于两节线的中间，近侧线绕钳端一圈，钳子尖端夹持对侧线头拉出并向近侧拉线，左手持线对侧拉紧	采用持钳打结法时，保持近侧线长、对侧线短进行打结较方便
	2）第二结：左手持线，右手持钳，将钳放于此时的两节线的中间，对侧左手线绕钳端一圈，钳子尖端夹持近侧线头拉出并向对侧拉线，左手持线近侧拉紧	需注意，第二结的最后拉出方向要与第一结相反或不同
	5. 剪线 手术者结扎完毕后，将双线尾提起，助手将剪刀微张开，轻靠着线尾向下滑动至线结的上缘，再将剪刀向上倾斜 45° 左右，然后将线剪断（图 1-7-3）	在不引起松脱的原则下，线剪得越短越好。在体内的线一般留 1~2 mm，但如果为较大血管的结扎，保留线头应稍长；皮肤缝合后的结扎线的线头留 0.5~1 cm，以便拆线
操作后处理	操作完毕后整理用物，并归还于原处	

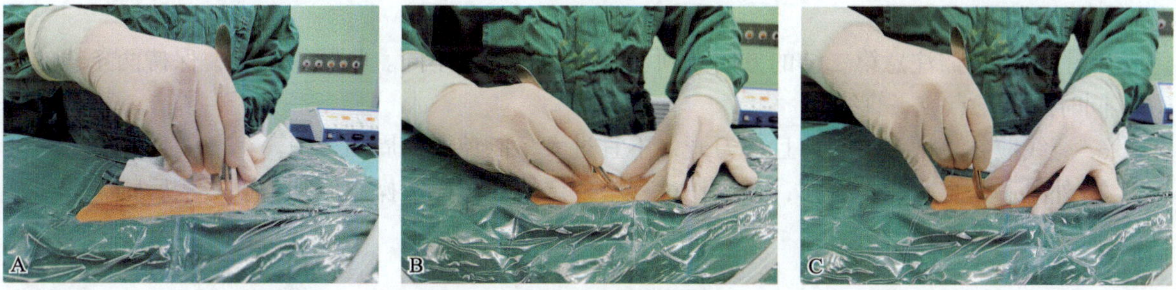

图 1-7-1 切开皮肤的方法

A. 垂直进刀；B. 45° 运刀；C. 垂直止刀

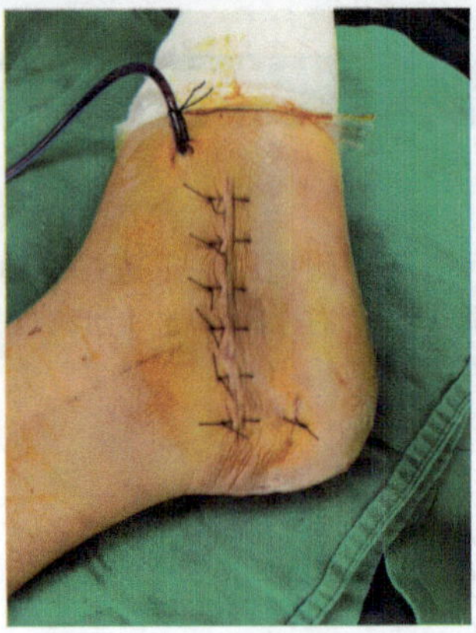

图 1-7-2 单纯间断缝合法

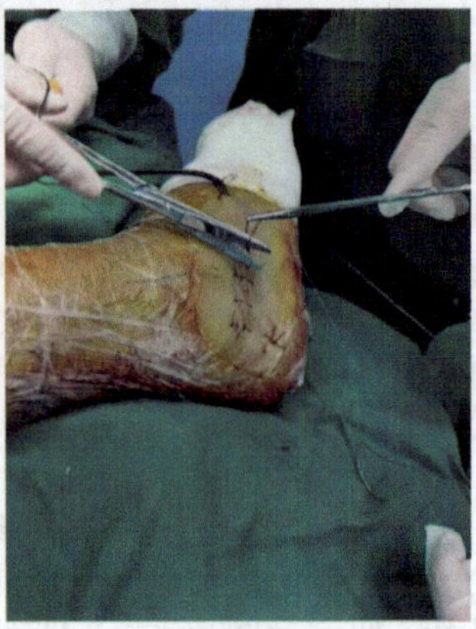

图 1-7-3 剪刀向上倾斜 45° 剪线

【健康教育】

1. 向患者讲解切口缝合后的注意事项，如按时换药，若有渗湿，及时通知医师换药。
2. 教会患者减轻切口张力的方法和体位，减轻疼痛。
3. 向患者讲解营养支持的重要性，加强营养，促进切口愈合。
4. 指导患者做肢体的康复功能锻炼。

【注意事项】

1. 按组织层次由深到浅逐层对层缝合、对合严密、不留死腔。
2. 注意避免皮肤边缘内翻，可进行对合皮缘操作，以免影响组织愈合。
3. 缝合针数适当，针距应均匀一致、整齐美观。皮下缝合时针距为 1.5 cm，皮肤缝合时针距为 1.0 cm。缝合时，若针数过多，会增加切口异物和引起组织缺氧坏死；如针数过少，则组织对合不严密，易引起感染。
4. 缝线结扎的松紧度应适宜。结扎过紧会影响局部血液循环；结扎过松容易留间隙或死腔，增加感染的概率。
5. 打结时，需注意第二结的方向必须与第一结相反或不同。收紧线结时，保持两条线的张力，同时要求三点成一直线。
6. 剪线应在直视下进行，且剪刀开口不宜过大，以免误伤周围组织。
7. 外科手术多为无菌操作，在操作过程中一定要注意无菌操作原则，以防术后感染。

【护患沟通示范】

操作后嘱咐：

先生，您好，请问您叫什么名字？

您好，请不要紧张，我是您今天手术的器械护士，现在手术已经完成了，您现在有什么不舒适吗？如果有，请及时告诉我。现在我将把您推到麻醉恢复室休息一下，我就在您身边，请您不要担心。

【知识拓展】

高频电刀

高频电刀（高频手术器）是一种取代机械手术刀进行组织切割的电外科器械。它通过有效电极尖端产生的高频高压电流与肌组织接触时对组织进行加热，实现对肌组织的分离和凝固，从而达到切割和止血的目的。

【操作考核评分标准】

【实训习题】

1. 皮肤缝合后，剪线应留的长度是

A. 1~2 mm　　B. 0.5~1 cm　　C. 2~3 mm

D. 2~3 cm　　E. 3~5 cm

2. 在常用的外科结中，错误的是

A. 三重结　　B. 滑结　　C. 外科手术结

D. 方结　　E. 平结

答案： 1. B；2. B

实训八　器械台的管理及手术中的配合

器械台的管理及手术中的配合目的是为手术做好器械、敷料等物品准备，及时、准确传递器械，配合医师手术，以保证手术顺利进行，术中应严格遵守无菌操作原则，预防感染。

【目的】

1. 有利于术中更好配合术者手术，保证手术顺利进行。
2. 确保器械台井然有序，减少感染的可能性。

【实训目标】

1. 知识目标　学生知道器械台的摆放原则、术中配合要点及术中无菌操作原则。
2. 能力目标　学生能够正确完成器械台的准备工作，能够正确传递并妥善管理常用手术器械。
3. 素质目标　学生具有无菌观念及团队协作能力。

【案例导入】

某患者，男性，56 岁，为建筑工地工人。患者因第 12 胸椎椎体压缩性骨折拟行经皮第 12 胸椎骨折椎弓根螺钉内固定术，手术即将开始，需器械护士铺置无菌器械台。

【实训内容与操作要求】

<table>
<tr><th>步骤</th><th colspan="2">操作内容</th><th>操作要点</th></tr>
<tr><td>核对、解释</td><td colspan="2">核对患者姓名、床号、腕带信息、病情、手术名称、手术部位、麻醉方法、手术方法等。向患者解释操作的目的、方法、配合要点等，取得其配合</td><td></td></tr>
<tr><td>评估</td><td colspan="2">评估患者病情、意识状态、皮肤完整性及各关节功能与灵活度、合作情况及术前准备情况</td><td></td></tr>
<tr><td rowspan="3">操作前准备</td><td>操作者</td><td>外科洗手，着无菌手术衣，戴无菌手套，帽不露发、口罩不露鼻</td><td rowspan="3"></td></tr>
<tr><td>环境</td><td>层流净化手术间，温度、湿度符合要求，合理控制人员流动；手术间宽敞、明亮，符合无菌要求</td></tr>
<tr><td>用物</td><td>多功能手术床、摆体位综合模拟人、器械台（图 1-8-1）、开腹手术包、敷料包、手术衣包、外科手套、无菌持物钳及无菌持物罐一套、聚维酮碘溶液等</td></tr>
<tr><td rowspan="4">操作过程</td><td colspan="2">1. 准备无菌包
（1）打开无菌手术衣包、开腹手术包、敷料包：巡回护士用手打开置于器械台上的无菌手术包的外层包布，按由内向外的顺序展开，保持手臂不跨越无菌区。然后用无菌持物钳打开第 2 层包布，先打开近侧，查看灭菌指示卡合格后，再打开对侧
（2）整理、清点器械台：器械护士洗手、穿手术衣、戴手套后，将器械和敷料摆放好。敷料按使用的先后顺序摆放，器械摆放按使用的先后次序、使用频率、类别整齐地排列在器械台上，并与巡回护士清点器械、纱布、缝针，由巡回护士做好记录
（3）安装手术刀片，穿针线</td><td rowspan="3">巡回护士只能接触外层包布的外面，以免污染
注意：无菌单应下垂至少 30 cm

清点时特别注意缝针、小纱布等的清点，消耗性物品（例如纱布、棉球等）需共同清点 2 遍</td></tr>
<tr><td colspan="2">2. 协助手术区域皮肤消毒
器械护士将盛有聚维酮碘纱布的治疗碗及消毒用卵圆钳递给第一助手进行手术区域皮肤消毒</td></tr>
<tr><td colspan="2">3. 协助手术区域铺单
器械护士和第一助手共同铺好 4 块无菌手术巾，使用巾钳固定，铺中单及剖腹单</td></tr>
<tr><td colspan="2">4. 器械台管理
（1）传递手术器械：传递器械时以手柄轻击术者手掌正确传递</td><td>传递弯钳、弯剪时，要将其弯曲部朝上；传递缝针时，右手持持针器中部，将线置于手掌中，针鼻向下，将持针器柄递于术者</td></tr>
</table>

续

步骤	操作内容	操作要点
操作过程	（2）收回器械，擦净血迹，保持器械台干燥、整洁 （3）关体腔前再次与巡回护士清点器械、敷料等物品，确保与手术前一致	清点时，应特别注意缝针、小纱布等，以免其留在患者体内
操作后处理	术毕，整理、清点器械无误，清洗器械后打包，送供应室消毒	如疑似或确定为感染手术，尽量用一次性敷料，用完后将敷料装入双层黄色医疗垃圾袋内，密封双扎袋口，并注明感染名称，送焚烧

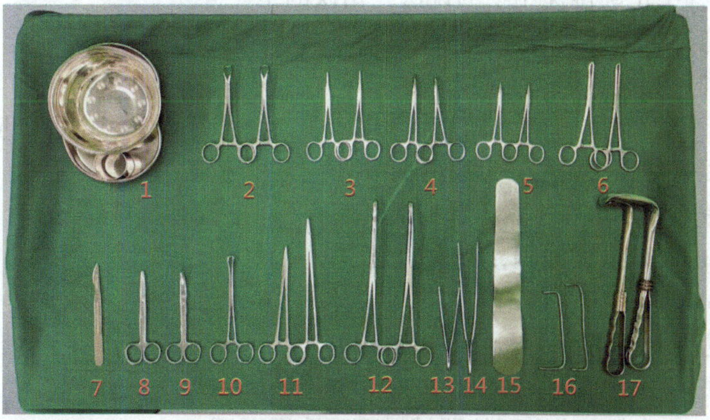

1- 治疗碗、弯盘、治疗杯；2- 巾钳；3- 直血管钳；4- 弯血管钳；5- 蚊式钳；6- 皮肤钳；7- 手术刀；8- 线剪；9- 组织剪；10- 阑尾钳；11- 持针器；12- 环钳；13- 有齿镊；14- 无齿镊；15- 压肠板；16- 疝气拉钩；17- 腹腔拉钩。

图 1-8-1　器械台

【注意事项】

1. 明确无菌概念，建立无菌区域，不得触碰或者跨越。腰以上、肩以下、腋中线以前为无菌区，在手术床平面以上、头架以内、器械台面以上视为无菌区。

2. 保持无菌物品的无菌状态。始终保持手术野、器械托盘及器械台整洁、干燥和处于无菌状态；如无菌手术包破损、潮湿、可疑被污染时，均不得使用；如手术中手套破损或污染，应及时更换；如手术布单湿透，应及时加盖干的无菌巾；如手术人员肘部不慎污染或湿透，应及时戴无菌袖套或更换无菌手术衣。

3. 传递器械、物品时，要迅速、主动、准确无误，不得在手术人员的背后传递手术器械及物品。坠落到无菌巾或手术台边以外的器械、物品，视为已污染物品，不得拾回再用。

【知识拓展】

世界上最早的手术器械

台西商代遗址出土的石质砭镰是目前我国发现的最古老的医用手术器械，是 3100 多年前的手术刀，也是目前发现的世界上最早的手术器械。

【操作考核评分标准】

【实训习题】

1. 无菌单应下垂于器械台或手术台________ cm。
2. 手术台或器械台如被无菌生理盐水打湿，应________。
3. 关于手术过程中正确传递用物的说法，错误的是
   A. 弯钳、弯剪之类应将弯曲部向上
   B. 做到主动、迅速、准确无误
   C. 传递时，均以器械柄端轻击术者伸出的手掌，注意手术刀的刀锋应朝下
   D. 弯针应以持针器夹住中、后 1/3 交界处
   E. 传递器械时，不可在手术人员身后传递
4. 关于手术中的无菌操作原则，错误的是
   A. 手术人员的手臂应肘部内收，靠近身体
   B. 手术床边缘以下的布单不可以接触
   C. 手术人员的手臂可高举过肩，或交叉放于腋下
   D. 凡下坠超过手术床缘以下的器械，不可取回再用
   E. 手术台上人员需交换位置时，背对背交换

答案： 1. 30；2. 立即加铺双层无菌巾；3. C；4. C

第二章

外科模拟病房护理实训

实训一　脑室引流患者的护理

脑室引流是脑外科手术后引流的新方法。

脑外科（神经外科）开颅手术后的引流一直以来没有统一的规范和器材，通常的做法是埋入导尿管或以普通硅胶管代替，引流效果不理想，而且容易堵塞，固定管体也比较困难，给临床工作带来麻烦。有时上述方法引流不畅，形成血肿或血块，不得不二次开颅解决。

【目的】

1. 在紧急情况下迅速降低因脑室系统的阻塞（积血、积水）和各种原因所致急性颅内压升高甚至脑疝者的颅内压力，以抢救生命。

2. 监测颅内压，可直接、客观、及时地反映颅内压变化的情况。

3. 引流血性或者炎性脑脊液，促进患者康复。

【实训目标】

1. 知识目标　学生能够说出脑室引流术的适应证、术后护理措施及注意事项。

2. 能力目标　学生能够独立完成脑室引流术术后的护理，对患者及患者家属进行正确的健康指导。

3. 素质目标　学生具有高度的责任感，能够与患者及患者家属进行有效沟通。

【案例导入】

某患者因“不能言语、右侧肢体运动障碍 6 小时”于 2018 年 10 月 19 日入院。病例特点：

①老年女性，67 岁；②主要临床表现为突然不能言语，右侧肢体运动障碍；否认高血压病史；③入院体格检查：神志呈昏睡状，不能言语，刺痛睁眼。T 36.5 ℃，P 70 次 / 分，R 18 次 / 分，BP 170/120 mmHg。头颅、五官无畸形，面色苍白。诊断为左侧侧脑室出血。昨日已行脑室引流术，现遵医嘱需要为患者更换脑室引流袋。

【实训内容与操作要求】

<table>
<tr><th>步骤</th><th colspan="2">操作内容</th><th>操作要点</th></tr>
<tr><td>素质要求</td><td colspan="2">护士服、鞋、帽整洁，举止端庄、语言柔和、态度和蔼</td><td>符合护士礼仪规范和无菌操作要求</td></tr>
<tr><td>核对、解释</td><td colspan="2">核对医嘱、患者姓名、床号、腕带信息等。向患者解释更换脑室引流袋的目的</td><td></td></tr>
<tr><td>评估</td><td colspan="2">患者的病情、治疗情况、意识状态与合作能力；留置脑室引流管的时间及种类；引流液的量、颜色、性状；患者及患者家属对脑室引流护理的知晓程度</td><td>了解患者有无其他病史，防止意外伤；检查脑室引流装置是否正确，管道是否通畅；如引流液有异常，应向医师报告</td></tr>
<tr><td rowspan="4">操作前准备</td><td>操作者</td><td>洗手，戴口罩，必要时戴手套</td><td>操作者做好自我防护</td></tr>
<tr><td>环境</td><td>安静，保护患者隐私，符合无菌操作要求</td><td rowspan="3"></td></tr>
<tr><td>用物</td><td>治疗车、治疗盘：皮尺、弯盘、聚维酮碘、一次性无菌脑室引流装置（或无菌引流袋）（图 2-1-1）、一次性换药盘（纱布、聚维酮碘棉球、一次性镊子、换药弯盘）、血管钳、一次性无菌治疗巾、无菌手套、记录单、快速手消毒液、生活垃圾桶、医疗垃圾桶</td></tr>
<tr><td>患者</td><td>取舒适体位</td></tr>
<tr><td>操作过程</td><td colspan="2">将一次性无菌治疗巾垫于患者引流管下方，暴露引流管及头部；用血管钳夹闭引流管近端适宜处；打开一次性引流袋并将其悬挂于已测量的高度（或与原高度一致），一般应高于侧脑室平面 10~15 cm，以维持正常颅内压；打开换药盘于治疗巾上，戴好无菌手套，取无菌纱布包裹住引流管的连接处，一只手捏住引流管，另一只手捏住引流袋前端接口处，自接口处分离，上提引流袋前段使液体流入引流袋内；取聚维酮碘棉球以螺旋方式消毒引流管管口周围至管口上 5 cm 处，使一次性无菌脑室引流装置呈负压状态；与脑室引流管连接，松开血管钳，观察引流液是否引流通畅；撤去治疗巾，脱手套，在引流袋上写明更换日期及时间</td><td>动作要轻柔
嘱患者深呼吸，分散注意力，缓解紧张
严格执行无菌操作</td></tr>
</table>

续

步骤	操作内容	操作要点
操作后处理	收拾用物，整理床单位 告知患者注意事项 用快速手消毒液消毒双手，推治疗车回治疗室 整理用物（医疗垃圾、生活垃圾分类放置，由医院感染科统一回收处理，使用消毒液擦拭治疗车、治疗盘，治疗盘反扣晾干备用）	
	洗手，脱口罩，记录引流液的颜色、性状、量（图 2-1-2）	观察与记录引流液的量、性状、颜色以及患者呼吸情况

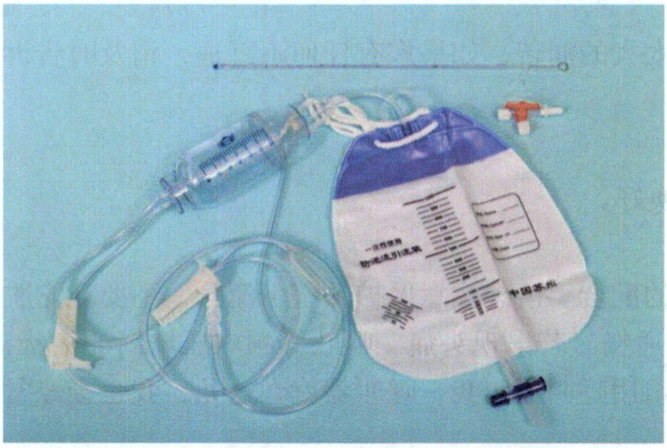

图 2-1-1　一次性无菌脑室引流装置

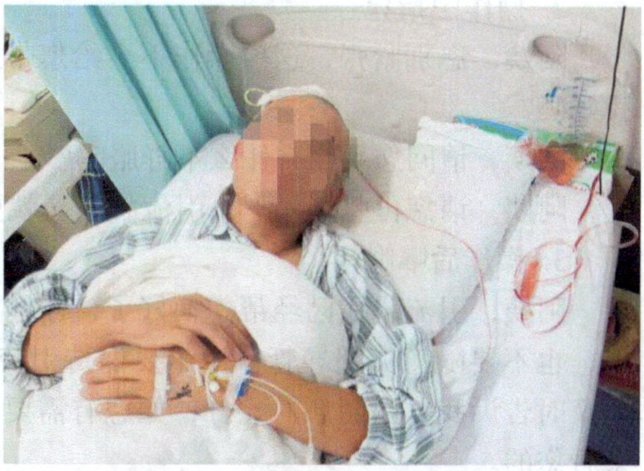

图 2-1-2　观察脑室引流液的情况

【健康教育】

1. 拔管前一日应试行抬高引流袋或夹闭引流管 24 小时，以了解脑脊液循环是否通畅，是否有颅内压再升高的表现。

2. 若患者出现头痛、呕吐等颅内压增高的症状，应立即放低引流管或开放夹闭的引流管，并向医师报告。拔管时，应夹闭引流管，以免管内的液体逆流入脑室引起感染。

3. 拔管后，切口处若有脑脊液漏出，也应向医师报告并协助处理，以免引起颅内感染。

【注意事项】

1. 防止引流管脱出是脑室引流成功的关键。对于清醒者，应向其解释，指导其主动合作。对于意识障碍者，须征得家属同意后予保护性约束。

2. 引流管位置要妥善固定，以防脱落。对儿童及躁动患者，应加强头部及引流装置的固定和保护，防止坠床；改变体位时，头部和引流管的方向应保持一致，以免引起脑组织和血管损伤而出血。

3. 一旦引流管脱出，切不可将其插回脑室内，应用无菌敷料（若无，可用干净的毛巾）覆盖创口，并立即通知医师处理。若为连接管接头处脱开，应及时关闭引流管上端，通知护理人员，在无菌操作下迅速更换引流装置。

【护患沟通示范】

1. 操作前解释

您好，我是 ×× 护士，请问您叫什么名字？年龄呢？现在我来检查一下您的切口及引流管好吗？

切口没有渗血和渗液，引流管管口周围皮肤也没有红肿，挺好的。

阿姨，引流管需要留置 5~7 天，留置期间要注意固定和保持通畅，特别是翻身及起床活动时，避免折叠、扭曲、脱出，保持其引流通畅非常重要。

为防止感染，我们每日必须更换一次引流袋，等一会儿我来给您更换好吗？

2. 操作中指导

阿姨，您别紧张，这项操作不会给您带来太大的痛苦，如果您有任何不舒适，请及时告诉我好吗？

阿姨，请问您现在有什么不舒服吗？

阿姨，请您再坚持一下，引流袋马上就更换好。

3. 操作后嘱咐

阿姨，引流袋我已经帮您换好了，谢谢您的配合。请您注意保护脑室引流管，不要让它脱出，也不要随意夹闭导管，一定要保持引流管通畅。若出现头痛、呕吐等颅内压增高的症状，请及时告诉我。谢谢您的配合，如您有需要，请用呼叫器叫我，呼叫器就在这儿，我也会经常来看您的。

【知识拓展】

脑室引流护理的注意事项

1. 引流管的开口需要高出侧脑室平面 10~15 cm，以维持正常的颅内压。

2. 引流速度不宜过快（引流速度平均小于 15~20 ml/h），引流量不宜过多（伴有脑积水的患者快速引流出大量的脑脊液可使脑室塌陷，导致硬脑膜或颅骨内板之间出现负压，形成硬脑膜外血肿；有脑室肿瘤者，一侧脑室压力突然降低，引起脑室系统压力不平衡，可致肿瘤内出血；颅后窝占位病变者，突然降低脑室压力可致小脑幕裂孔疝）。

3. 引流量每日不超过 500 ml。

4. 观察脑脊液的性状，正常脑脊液无色透明，无沉淀，术后 1~2 日可略呈血性。

【操作考核评分标准】

【实训习题】

1. 脑室引流术术后一般每日引流脑脊液量**不超过**

A. 100 ml　　B. 200 ml　　C. 300 ml

D. 400 ml　　　　　　　E. 500 ml

2. 关于一般成人脑脊液的叙述，错误的是

A. 脑脊液总量为100~160 ml

B. 每日产生脑脊液量为400~500 ml

C. 脑脊液总量约占颅腔容积的10%

D. 脑脊液总量约占颅腔内血流量的10%

E. 80%脑脊液由双侧侧脑室和第四脑室的脉络丛产生

3. 关于脑室引流管的位置及引流量的叙述，错误的是

A. 引流管开口需高于侧脑室平面10~15 cm

B. 引流管开口应低于侧脑室平面10~15 cm

C. 每日引流脑脊液的量以不超过500 ml为宜

D. 根据引流量的多少及颅内压的高低调节悬挂高度

E. 颅内感染患者可适当增加引流量

4. 关于颅内压的叙述，错误的是

A. 颅内压是指颅内容物对颅腔壁所产生的压力

B. 颅内压是指颅内血液对血管壁所产生的压力

C. 正常成人平卧位时的颅内压为0.7~2.0 kPa（70~200 mmH_2O）

D. 儿童的颅内压比成人的颅内压低

E. 儿童颅内压正常值为0.5~1.0 kPa

答案：1. E；2. D；3. B；4. B

实训二　胸腔闭式引流患者的护理

胸腔闭式引流是将引流管的一端放入胸腔内，另一端接入比其位置更低的胸腔闭式引流瓶（水封瓶），以便排出气体或收集胸腔内的液体，使得肺组织重新张开而恢复功能。维持引流单一方向，避免逆流。

【目的】

1. 引流胸膜腔内积气、血液和渗液。
2. 重建胸膜腔负压，保持纵隔的位置正常。
3. 促进肺组织复张而恢复其功能，防止感染。

【实训目标】

1. 知识目标　学生能够说出胸腔闭式引流的目的、操作步骤及注意事项。
2. 能力目标　学生能够完成胸腔闭式引流的护理操作，对患者及患者家属进行正确指导。
3. 素质目标　学生具有严格的无菌观念，能与患者进行有效沟通。

【案例导入】

某患者，女性，54岁。患者因“左侧胸闷、胸痛、气短1天”入院。患者昨日剧烈咳嗽后突发左侧胸痛，深呼吸时症状加重，伴有胸闷、气短、呼吸困难，遂急诊收治入院。急诊胸部X线检查提示左侧气胸，立即在局部麻醉下行“左侧胸腔闭式引流”。护士如何为患者进行胸腔闭式引流护理？

【实训内容与操作要求】

步骤	操作内容		操作要点
核对、解释	核对医嘱、患者姓名、床号等，解释操作目的		
评估	评估患者病情，胸腔闭式引流情况		引流瓶应低于胸壁引流口60~100 cm
	评估患者留置引流管的时间、日期，引流瓶的位置，引流液的量、性状及颜色，敷料有无渗血、渗液等		如引流管不通畅、引流液有异常或敷料渗血、渗液，应向医师报告
操作前准备	操作者	洗手，戴口罩，必要时戴手套	操作者做好自我防护
	环境	清洁、宽敞，保护患者隐私	
	用物	①胸腔闭式引流装置1套、生理盐水；②治疗盘内备聚维酮碘、无菌棉签、无齿血管钳2把、标签、弯盘、无菌治疗巾、胶布、无菌纱布块、一次性无菌手套、治疗卡片、笔；③手消毒液（图2-2-1）	用物准备齐全，放置合理
	患者	体位指导，床头抬高45°~60°	
操作过程	检查引流瓶的密闭性、日期、包装有无破损		
	正确连接引流瓶及引流管（图2-2-2）		注意无菌操作
	按取无菌溶液法将生理盐水倒入胸腔闭式引流瓶内（图2-2-3）（长管在液面下3~4 cm，图2-2-4），并用标签在引流瓶的水平线上做好标记，注明更换日期、时间及水量，检查引流瓶密闭性		取无菌生理盐水时，应先冲洗瓶口，瓶口不要触碰到引流瓶的瓶口
	携用物至患者床旁，核对、再次向患者解释，以取得合作（图2-2-5）。协助患者取合适卧位，解开患者上衣，引流管下铺治疗巾，放置弯盘		注意患者保暖及隐私保护
	正确放置引流瓶，引流瓶的位置应低于胸壁引流口60~100 cm（图2-2-6）		固定好引流瓶
	检查切口，挤压引流管（图2-2-7），用2把血管钳双重相向夹闭引流管（图2-2-8）		
	用消毒棉签初消毒引流管连接处、接口上及接口下各5 cm（图2-2-9），用无菌纱布裹住连接处，分离引流管接头处，再次消毒引流管的接口，连接胸腔引流管与引流瓶		

续表

步骤	操作内容	操作要点
操作过程	检查引流装置是否正确、密闭，放开血管钳，再次挤压胸腔引流管，观察引流是否通畅，观察引流瓶内水柱波动情况，一般波动幅度在 4~6 cm，然后用胶布固定引流管连接接口处，以防滑脱	连接完成后，嘱患者咳嗽或深呼吸，观察引流瓶水柱波动情况，幅度为 4~6 cm
	再次核对患者（图 2-2-10），随时观察患者反应	
	嘱患者不要拔出引流管，保持其密闭状态，告知患者注意事项	
操作后处理	协助患者取舒适体位，整理床单位；洗手，记录；正确处理用物	

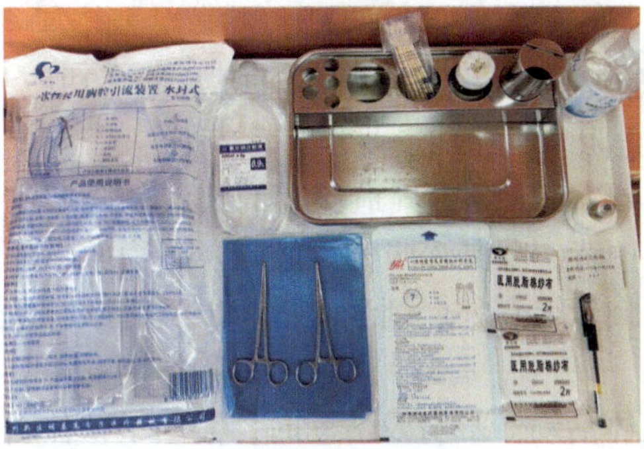

图 2-2-1　用物准备

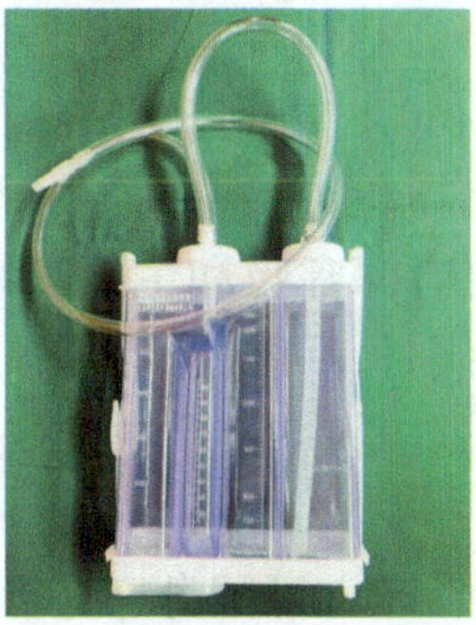

图 2-2-2　连接引流瓶及引流管

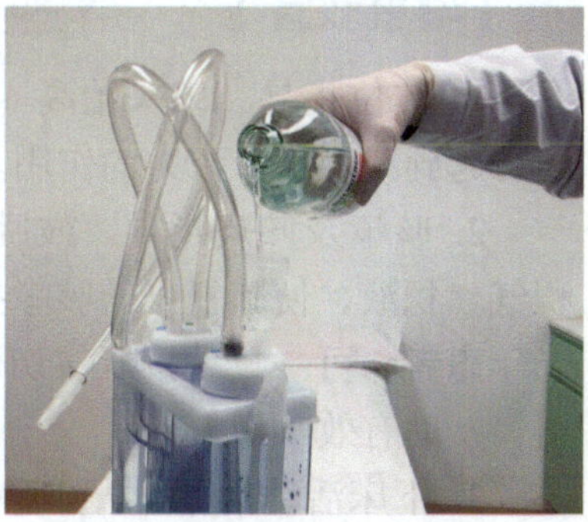

图 2-2-3　将生理盐水倒入胸腔闭式引流瓶内

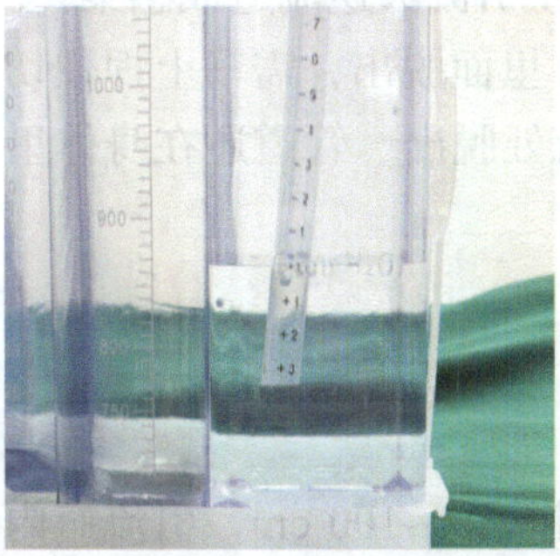

图 2-2-4　保持长管在液面下 3~4 cm

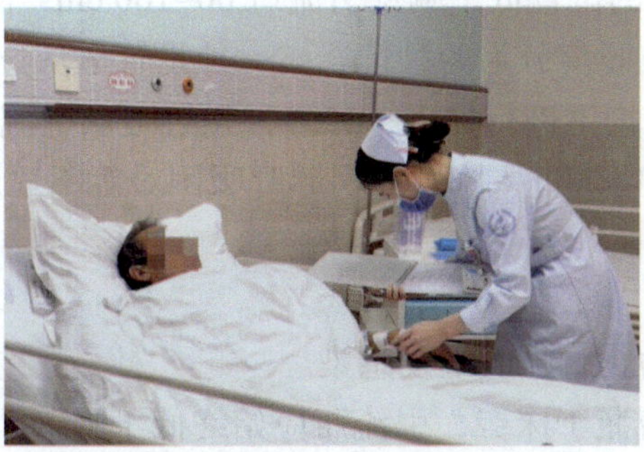

图 2-2-5　核对患者信息

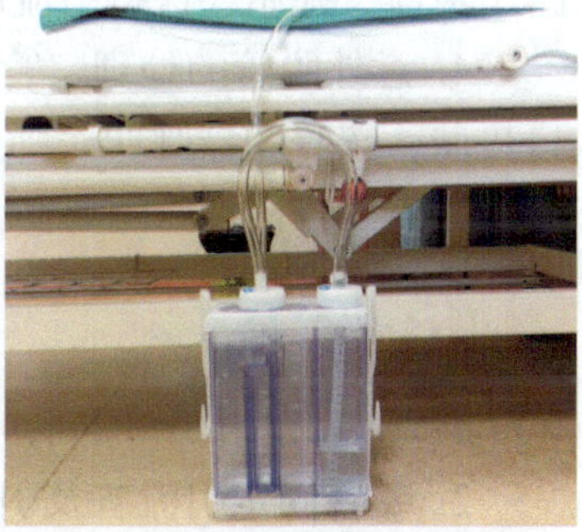

图 2-2-6　正确放置引流瓶

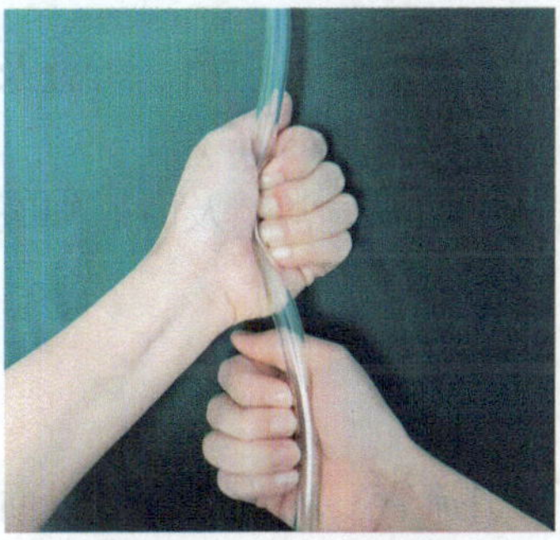

图 2-2-7　挤压引流管

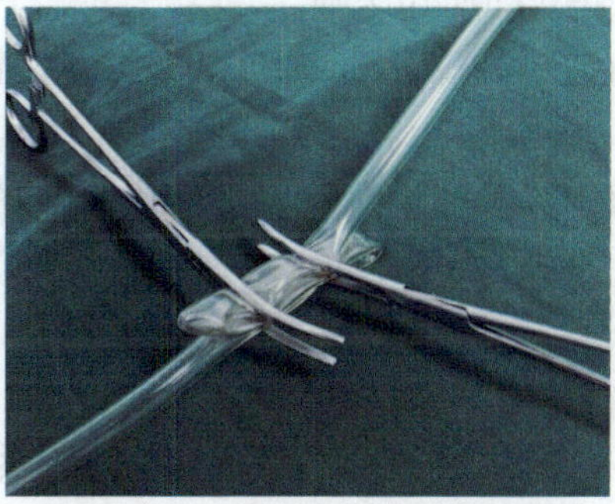

图 2-2-8　双重相向夹闭引流管

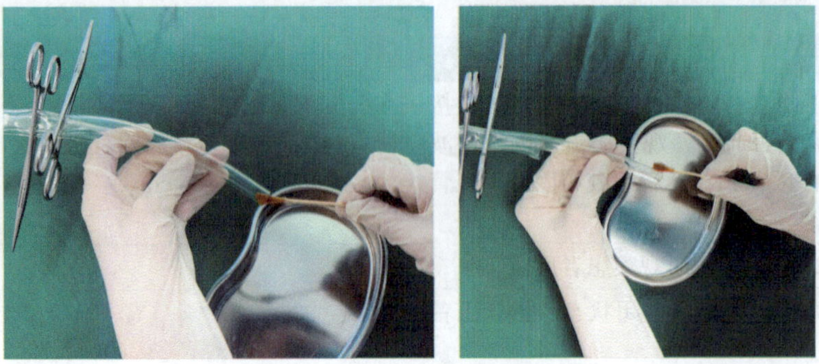

图 2-2-9　消毒引流管

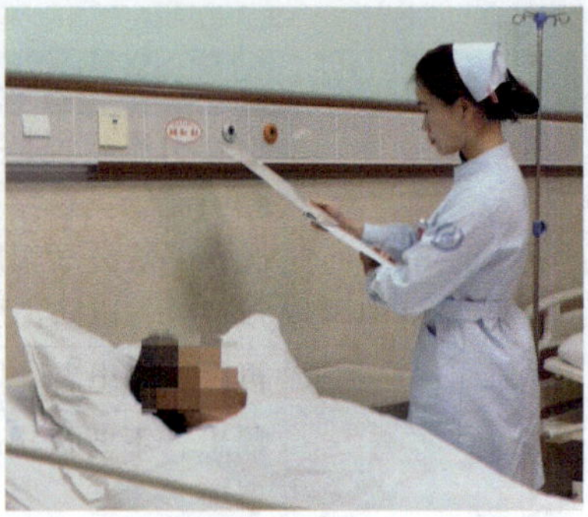

图 2-2-10　再次核对患者

【健康教育】

1. 体位指导　床头抬高 45°~60°，以利于胸腔内积液流出，同时也利于呼吸及循环功能，还可起到减轻切口张力的作用。引流管应保持通畅，防止阻塞、扭曲、受压。

2. 咳嗽及咳痰指导　鼓励患者深呼吸和主动咳嗽，以利于排出气道深部的痰液和胸腔内积气、积液，使肺复张。咳嗽排痰时，可扶患者坐起，拍背，嘱其深吸气后咳嗽。无力咳嗽的老年患者，可一只手按压住切口处，另一只手中指按压胸骨上窝处，刺激气道，以引起咳嗽反射，帮助有效咳痰。

3. 下床活动指导　告知患者在床上可翻身、进行肢体活动。翻身及活动时，需用手扶住引流管，避免引流管受压和脱落。根据患者的具体情况逐渐增加活动量，在活动过程中始终保持引流瓶直立位，长管的下口插至液面下 3~4 cm，避免引流瓶倾斜甚至倒立，避免引流瓶中长管露出液面，并始终保持引流瓶的位置低于胸壁引流口 60~100 cm，防止引流液逆流造成感染。

4. 意外脱管的处理　管道脱落分为两种情况，一种是管道从身体里面脱出，需马上捏住切口皮肤，按呼叫器呼叫医师及护士进行处理；另一种是管道从引流瓶处脱出，管道还在身体里面，则需反折两次管道，防止空气进入胸膜腔引起呼吸困难等不适。

【注意事项】

1. 遵守无菌操作原则，防止胸膜腔继发感染。

2. 妥善固定引流管及引流瓶于床旁，引流瓶应始终低于胸壁引流口 60~100 cm，引流瓶内长管应始终置于液面下并保持直立；引流管连接处衔接牢固，保持引流装置的密闭性；嘱患者不能擅自拔出引流管；若引流管不慎脱出，应立即用手捏紧胸壁的组织以封堵引流出口，防止产生新的气胸，并立即通知医师。

3. 保持引流通畅，患者于床上活动时，应避免引流管受压、扭曲、折叠及过度牵拉。定期挤压引流管，防止阻塞。

4. 注意观察引流液的量、颜色及性状，做好记录。如有异常，及时通知医师。

【护患沟通示范】

1. 操作前解释

××，您好，我是您的责任护士，昨天给您上的引流管。因为引流瓶里面的引流液不能过多，也为了护士方便记录您的引流量以及观察您的病情，过一会儿我会给您更换一个新的引流瓶，不会耽误您太多时间的。

2. 操作中指导

××，我给您把床摇高一点。我先检查一下胸腔闭式引流管，请您配合。

请您做深呼吸和咳嗽、咳痰动作好吗？

3. 操作后嘱咐

××，引流瓶我已经给您换好了，引流过程中请您定时做深呼吸和咳嗽。咳嗽和排痰时可坐起，家属可帮助您拍背，深吸气后咳嗽。如果无力咳嗽，可一只手按压住切口处，另一只手中指按压胸骨上窝处，刺激气管，以引起咳嗽。您翻身的时候，注意动作不要过大，如果在引流期间有什么不适，您可以随时呼叫我，床旁呼叫器就在这里，我也会定时过来看您的，祝您早日康复！

【知识拓展】

胸腔闭式引流装置的分类

1. 引流袋引流　适用于吸管引流，多用于引流胸腔积液。引流管直接接到一个密封的引流袋，因没有水封瓶不能产生负压，因此不适用肺内仍有漏气的病例。

2. 水封瓶引流　适用于大部分病例，可排出胸内积气、积液、积血及脓液。

3. 水封瓶负压吸引引流　因能加大胸内负压，故适用于胸内肺膨胀不良、残腔较大的病例。

【操作考核评分标准】

【实训习题】

1. 胸腔闭式引流时引流瓶放置的位置是

A. 低于胸壁引流口 50~100 cm　　B. 低于胸壁引流口 60~100 cm

C. 低于胸壁引流口 60~90 cm　　D. 低于胸壁引流口 65~100 cm

E. 低于胸壁引流口 70~100 cm

2. 胸腔闭式引流患者的体位是

A. 床头抬高 45°~60°　　B. 床头抬高 30°~45°　　C. 床头抬高 30°~40°

D. 床头抬高 40°~55°　　E. 床头抬高 35°~45°

3. 胸腔闭式引流瓶长管在液面下的深度为

A. 3~4 cm　　B. 5~6 cm　　C. 1~2 cm

D. 1~3 cm　　E. 4~5 cm

答案：1. B；2. A；3. A

实训三　胃肠减压患者的护理

胃肠减压是利用负压吸引和虹吸的原理，通过胃肠减压管将积聚于胃肠道内的气体及液体吸出，减低胃肠道内的压力和膨胀程度；解除或缓解肠梗阻所致的症状；对胃肠道穿孔患者可防止胃肠内容物经破口继续漏入腹腔；术后吸出肠道内气体和胃内容物，减轻腹胀，减轻缝线张力和切口疼痛，并有利于胃肠吻合术后吻合口的愈合，改善胃肠壁血液循环，促进消化功能的恢复。

【目的】

1. 解除或缓解肠梗阻所致的症状。
2. 进行胃肠道手术的术前准备。
3. 术后吸出胃肠内气体和胃内容物，减轻腹胀，减轻缝线张力和切口疼痛，促进切口愈合，改善胃肠壁血液循环，促进消化功能的恢复。
4. 通过对胃肠减压吸出物的判断，可观察病情变化和协助诊断。

【实训目标】

1. 知识目标　学生能够说出胃肠减压的目的、操作要点及注意事项。
2. 能力目标　学生能够完成胃肠减压患者的护理，结合患者个性化的胃肠减压适应证，正确观察和评估胃肠减压效果，并为患者及患者家属提供正确、有效的健康指导。
3. 素质目标　学生具有高度的责任感，感受患者的不适体验，安慰患者并能与患者有良好、有效的沟通。

【案例导入】

某患者，女性，43 岁。因突发腹痛 2 天伴肛门停止排气及排便，患者昨日急诊来院就诊，入院诊断为急性肠梗阻。予以抗感染及补液治疗，腹痛稍缓解，现需为患者行胃肠减压。

【实训内容与操作要求】

步骤	操作内容		操作要点
素质要求	护士服、鞋、帽整洁，举止端庄，语言柔和，态度和蔼		符合护士礼仪规范和无菌操作要求
核对、解释	核对医嘱、患者姓名、床号、腕带等信息。向患者解释胃肠减压的目的及胃肠减压管留置的时间		
评估	患者的病情、治疗、意识与合作能力		应用前了解患者有无其他病史，防止意外伤
	患者及患者家属对胃肠减压护理知识的知晓程度		
操作前准备	操作者	洗手，戴口罩，必要时戴手套	操作者做好自我防护
	环境	安静，保护患者隐私，符合无菌操作要求	

续

步骤	操作内容		操作要点
操作前准备	用物	治疗车、治疗盘、治疗巾、生理盐水、一次性胃肠减压管、负压引流装置 1 套、无齿血管钳、消毒液、棉签、纱布、20 ml 注射器、液状石蜡棉球、听诊器、胶布、无菌手套、污物桶等（图 2-3-1）	要使用无齿血管钳夹闭引流管，以防止损坏引流管
	患者	取舒适的半坐卧位	
操作过程	1. 插胃肠减压管 （1）再次核对、解释 （2）戴口罩、手套，铺治疗巾，检查患者鼻腔，清洁鼻孔		
	（3）测量胃肠减压管长度（图 2-3-2），成人插入长度为 55~60 cm		插入长度判断：发际线至剑突（图 2-3-2）
	（4）使用液状石蜡润滑后，沿选定鼻孔，先向上而后平行、缓慢轻轻插入胃肠减压管，在插入 14~16 cm 时，嘱患者做吞咽动作，顺势将胃肠减压管推进，至预定长度		动作轻柔，操作时强调“咽”而不是“插” 插管时，嘱患者深呼吸，分散注意力，缓解紧张
	（5）检查胃肠减压管是否在胃内 （6）固定胃肠减压管于鼻翼和面颊（图 2-3-3）		确定胃肠减压管位置通常有抽取胃液法、听气过水声法，管末端置入水中，无气泡逸出
	（7）调节负压，将负压引流装置与胃肠减压管连接、固定（图 2-3-4）		严格执行无菌操作
	（8）观察引流是否通畅，检查胃肠减压管是否盘曲在口中（图 2-3-5）；观察引流液的颜色、性状、量等		
	2. 拔出胃肠减压管 （1）拔管指征：病情好转、肠蠕动恢复、腹胀消失、肛门排气 （2）拔管：将胃肠减压管与胃肠减压器分离，反折胃肠减压管末端，嘱患者屏气，迅速拔出胃肠减压管		
操作后处理	安置患者，取舒适体位，整理用物 用物处理：引流液按医院规定处理，引流装置毁形后集中处理 观察与记录		观察与记录引流液的量、性状、颜色以及患者的呼吸情况

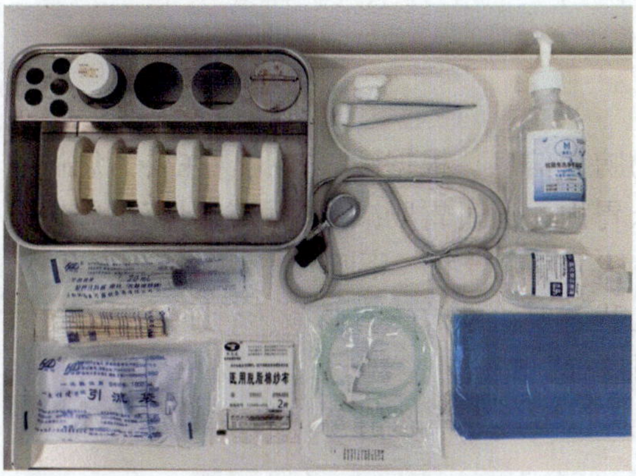

图 2-3-1　用物准备

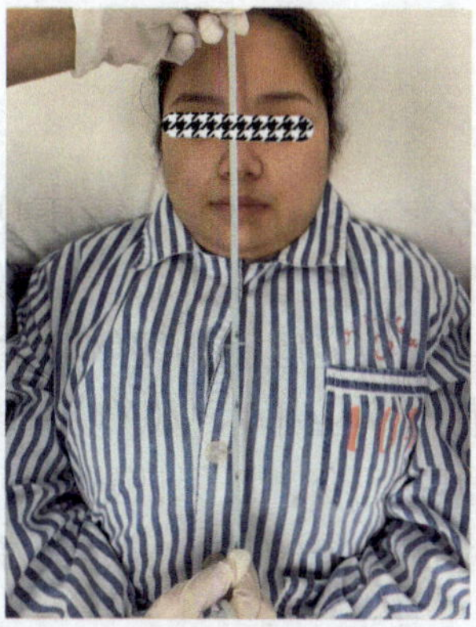

图 2-3-2　测量胃肠减压管长度

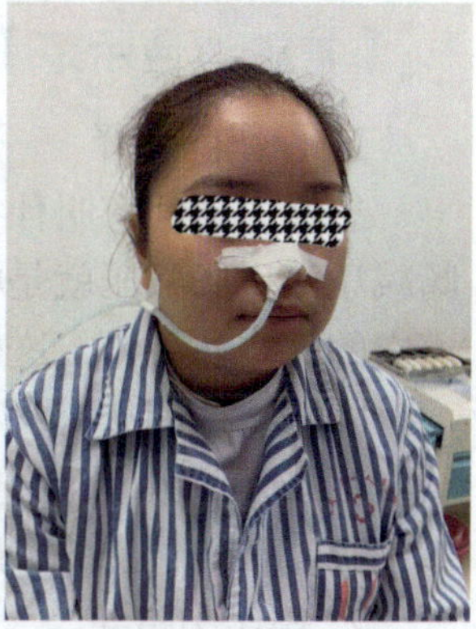

图 2-3-3　固定胃肠减压管

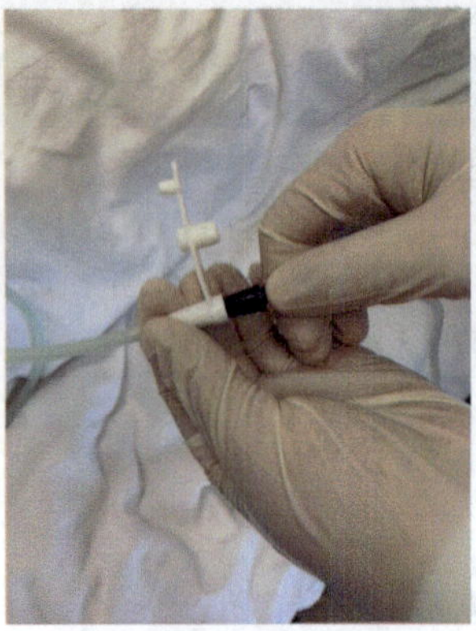

图 2-3-4　连接负压引流装置

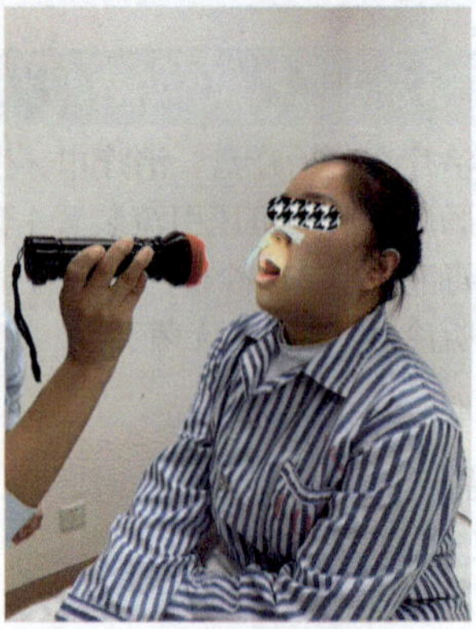

图 2-3-5　检查胃肠减压管是否盘曲在口中

【健康教育】

1. 告知患者留置胃肠减压管期间禁止饮水和进食，保持口腔清洁。
2. 告知患者预防胃肠减压管脱出的方法。

【注意事项】

1. 昏迷患者留置胃肠减压管时，去枕后先将患者头部后仰，当胃肠减压管插入 15 cm 时，将患者头部托起，使下颌靠近胸骨柄，以增大咽喉部通道的弧度，使胃肠减压管顺利通过会厌部，以免胃肠减压管误入气管。

2. 插管时动作轻稳，以免损伤食管黏膜。

3. 插管时如患者出现恶心，应嘱患者深呼吸或做哈气动作，暂停片刻后插入；如患者出现呛咳、呼吸困难、发绀等情况，应立即拔出，休息片刻后重新插入胃肠减压管。

4. 保持胃肠减压管通畅和有效负压，定时向胃肠减压管内注入 0.9% 氯化钠溶液 10~20 ml 冲管，观察引流物的颜色、性状、量，记录 24 小时引流总量。

5. 胃肠减压期间，患者需禁食、禁水。若需经胃肠减压管给药，先将药片碾碎、溶解后注入，并用温水冲洗胃肠减压管，夹管 30 分钟。

6. 加强口腔护理，保持呼吸道湿润和通畅，必要时给予雾化吸入。

【护患沟通示范】

1. 操作前解释

您好，请问您叫什么名字？请让我核对一下您的腕带信息。根据医嘱，我现在要为您做胃肠减压。胃肠减压就是将胃肠减压管从您的鼻腔放入胃内，通过胃肠减压，可以引流出您胃肠道内的气体和液体，这样可以减轻腹胀，缓解疼痛。您可以配合我一下吗？

阿姨，请问您有没有做过鼻腔手术？好，一会儿我就要给您放置胃肠减压管了，置管过程会有一点不舒服，但希望您能配合，以保证置管顺利进行，好吗？

我先看一下您的鼻腔情况。您的鼻腔情况良好，可以置管，请您稍等，我去准备用物。

2. 操作中指导

阿姨，用物已经为您准备好了，现在我就要为您进行操作了，在操作过程中若有什么不舒适，您一定要及时告诉我。

阿姨，我现在就要给您插管了，在插管过程中您要是恶心，可以张口哈气。导管到咽喉部时请配合我做吞咽动作。

3. 操作后嘱咐

阿姨，胃肠减压管已经为您放好了，您有没有什么地方不舒适？胃肠减压期间需禁饮、禁食，注意不要使胃肠减压管滑脱，翻身时要避免胃肠减压管折叠、受压、扭曲，下床时要妥善固定好胃肠减压器，咳嗽和打喷嚏时要注意扶住胃肠减压管。

如果您有什么不舒适，请按床头呼叫器，好的，我再核对一下您的腕带信息。我也会随时来看您的，谢谢您的配合。

【知识拓展】

超声可视化技术护理的优点

胃肠减压的患者应用超声可视化技术护理，能改善患者焦虑与抑郁情绪，促进术后早活动、多活动，降低护理风险，减少意外拔管，促进康复。

【操作考核评分标准】

【实训习题】

1. 护理胃肠减压患者时，下列错误的是
   A. 及时更换引流瓶　　B. 口服药物后胃肠减压仍应持续进行
   C. 注意口腔护理　　D. 观察并记录引流液的量及性状
   E. 维持水、电解质平衡
2. 下列哪项不是胃肠减压的目的
   A. 保证不能经口进食的患者摄入足够的营养、水分和药物
   B. 减轻肠梗阻患者的腹胀症状
   C. 胃肠道手术的术前准备
   D. 观察病情变化，协助诊断
   E. 术后减轻腹胀
3. 为昏迷患者插胃肠减压管插至 15 cm 时，将患者的头部托起，其目的是
   A. 加大咽喉部通道弧度　　B. 避免损伤食管黏膜
   C. 减轻患者痛苦　　D. 避免患者出现恶心
   E. 使喉部肌肉放松便于插入
4. 插胃肠减压管时，其插入的长度应是下列哪项的长度
   A. 前额发际至胸骨柄　　B. 前额发际至胸骨剑突
   C. 鼻尖至胸骨剑突　　D. 鼻尖至胸骨柄
   E. 耳垂至胸骨柄

5. 一般成人胃肠减压管插入长度为
A. 20~30 cm　　B. 35~40 cm　　C. 45~50 cm
D. 55~60 cm　　E. 65~70 cm
6. 插胃肠减压管时，如患者出现呛咳、发绀，应
A. 嘱患者深呼吸　　B. 托起患者头部再插管
C. 嘱患者做吞咽动作
D. 立即拔出胃肠减压管，让患者休息一会儿再插
E. 请患者坚持一会儿，继续插

答案：1. B；2. A；3. A；4. B；5. D；6. D

实训四　T 形引流管留置患者的护理

T 形引流管引流是指在胆总管手术时将一根 T 形引流管置入胆总管内，T 形引流管上端通向胆总管，下端通向十二指肠。通过 T 形引流管，可引流胆汁和残留的泥沙样结石，降低胆道内压力，防止发生胆瘘；T 形引流管还可以支撑胆道，避免胆道愈合时形成瘢痕狭窄。T 形引流管一般放置 2 周左右。

【目的】

1. 引流肝内胆汁、残余结石，减轻胆道压力，支撑胆总管，利于切口愈合。
2. 支撑胆道，T 形引流管造影或胆道镜检查、取石等。
3. 防止患者发生胆道逆行感染。
4. 观察胆汁的量、颜色、性状。

【实训目标】

1. 知识目标　学生能够说出 T 形引流管的作用及护理注意事项。
2. 能力目标　学生能够完成 T 形引流管护理操作。
3. 素质目标　注重人文关怀，学生能够与患者有效沟通。

【案例导入】

某患者，男性，45 岁。患者因胆囊炎合并胆囊结石，行胆囊切除并胆总管探查术，术后留置 T 形引流管。术后护士应如何做好 T 形引流管引流的护理及更换引流袋。

【实训内容与操作要求】

步骤	操作内容	操作要点
核对、解释	核查医嘱（图 2-4-1），携用物至患者床旁，核对床号、姓名，向患者解释操作的目的、注意事项和配合的方法	确认患者，与患者及时沟通、交流，缓解其紧张情绪，取得配合

续

<table>
<tr><th>步骤</th><th colspan="2">操作内容</th><th>操作要点</th></tr>
<tr><td rowspan="3">评估</td><td colspan="2">评估患者的年龄、自理能力、活动能力、沟通能力、对引流的认知水平及知情程度、配合程度等</td><td>意识模糊、烦躁不安、不配合者必要时使用约束带，需征得患者家属的同意，禁忌强制约束</td></tr>
<tr><td colspan="2">评估患者的身体状况、生命体征及腹部体征，如有无腹痛、发热、黄疸等</td><td>根据切口情况做好用物准备</td></tr>
<tr><td colspan="2">评估患者引流管的基本情况，如引流部位、引流管周围皮肤的清洁度、有无皮肤完整性损伤及感染等</td><td>如切口有异常或敷料渗血、渗液，应向医师报告</td></tr>
<tr><td rowspan="4">操作前准备</td><td>护士</td><td>着装整洁，举止端庄，态度和蔼，洗手，戴口罩</td><td>符合护士礼仪和无菌操作要求</td></tr>
<tr><td>环境</td><td>光线充足、清洁、宽敞、安静</td><td>符合无菌操作要求</td></tr>
<tr><td>用物</td><td>治疗盘、换药包、聚维酮碘、纱布、一次性引流袋、血管钳 1 把、一次性治疗巾、无菌手套、记录单、生活垃圾桶、医疗垃圾桶</td><td>检查棉签、纱布等时，要注意检查包装、有效期、质量（无漏气）</td></tr>
<tr><td>患者</td><td>患者取平卧位或左侧卧位，以便于操作</td><td></td></tr>
<tr><td rowspan="8">操作过程</td><td colspan="2">安置体位：协助患者取平卧位或左侧卧位，将右侧上肢弯曲、上举并置于头顶部</td><td>保护患者隐私，拉上床帘，协助患者取平卧位或左侧卧位，暴露 T 形引流管及右侧腹壁</td></tr>
<tr><td colspan="2">暴露引流管：解开衣扣，暴露 T 形引流管，注意保暖，戴无菌手套，将治疗巾垫于患者引流管下方</td><td>注意保暖，预防感冒</td></tr>
<tr><td colspan="2">夹闭引流管、取下引流袋：用血管钳夹闭引流管近端适宜处，分离 T 形引流管与引流袋连接管，脱手套，将引流袋取下后置于污物桶内</td><td>为防引流袋内的引流液外漏，可先用手套外面将引流袋接口端包裹起来</td></tr>
<tr><td colspan="2">评估引流管情况：胆汁的颜色、性状和量，检查引流是否通畅</td><td rowspan="2">术后 24 小时内引流量为 300~500 ml，引流液常呈淡红色血性或深褐色，有时含有少量细小结石或絮状物；恢复进食后，每日引流量可达 600~700 ml，引流液呈淡黄色，逐渐加深为金黄色，清亮；以后引流量随胆道末端通畅而逐渐减少</td></tr>
<tr><td colspan="2">打开引流袋外包装，置于治疗巾上</td></tr>
<tr><td colspan="2">用快速消毒洗手液洗手，戴无菌手套，用聚维酮碘棉球消毒 T 形引流管与引流袋连接处（图 2-4-2），范围约为 5 cm，待干</td><td>取 2 个蘸有消毒液的棉球，第一个棉球消毒 T 形引流管的管口，第二个棉球消毒从 T 形引流管口至管口上 5 cm 左右，待干</td></tr>
<tr><td colspan="2">连接引流袋：取无菌纱布，用纱布内层包裹消毒后的引流管口，将引流袋连接管口的安全帽去掉，再与 T 形引流管口连接。引流袋应低于 T 形引流管口平面并妥善固定于床旁，松开血管钳，观察引流情况（图 2-4-3）</td><td>注意严格无菌操作
动作轻柔，防止拉扯引起患者疼痛</td></tr>
<tr><td colspan="2">妥善固定：妥善固定引流袋于床旁，从上向下挤压引流管；在标签上注明引流袋更换的日期和时间，贴于引流袋正面</td><td></td></tr>
<tr><td rowspan="2">操作后处理</td><td colspan="2">整理床单位，协助患者取舒适体位，安置引流管于合适位置，交代 T 形引流管引流的注意事项</td><td></td></tr>
<tr><td colspan="2">整理用物，洗手，记录</td><td>操作完成后注意再次核对，并了解患者对操作的反应；记录胆汁的颜色、性状和量</td></tr>
</table>

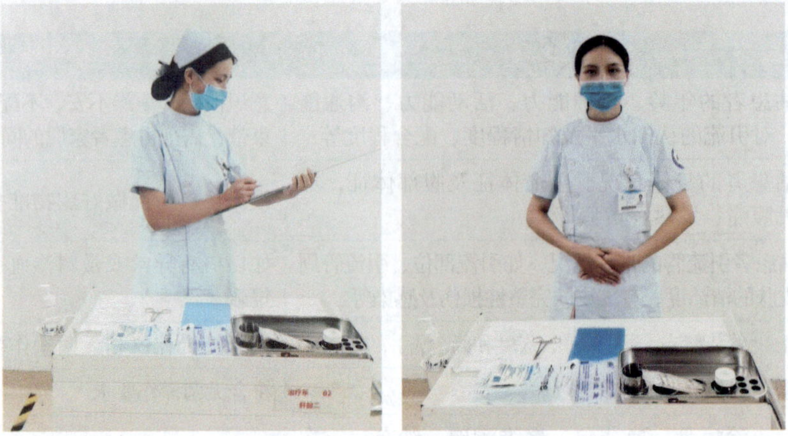

图 2-4-1　核查医嘱，准备用物

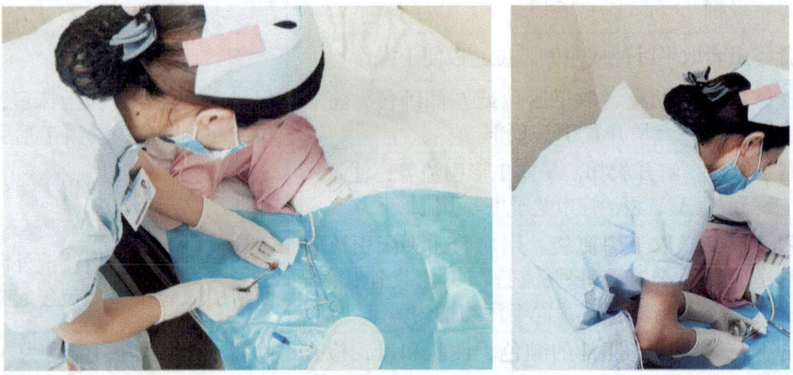

图 2-4-2　消毒引流管

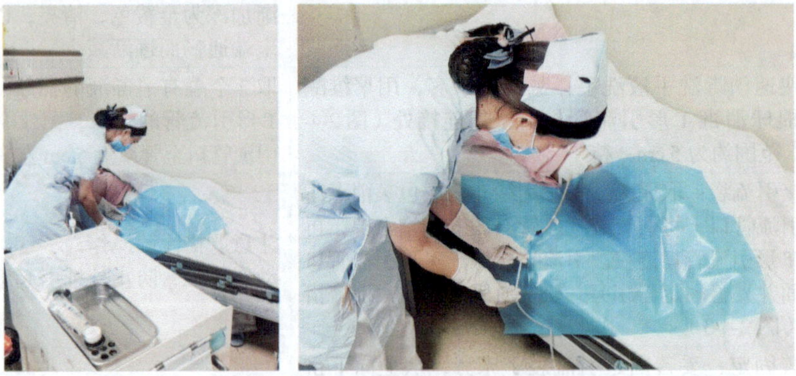

图 2-4-3　检查引流通畅情况

【健康教育】

1. 告知患者放置 T 形引流管的目的和重要性，不可自行拔出 T 形引流管。
2. 告知患者避免提重物或过度活动，以防导管脱出或胆汁逆流。
3. 指导患者选择低脂肪、高蛋白、高维生素、易消化的食物，并定时进餐，避免过饱。

【注意事项】

1. 严格遵守无菌操作原则，保持引流通畅，防止胆道逆行感染。
2. 妥善固定引流管及引流袋，患者于床上翻身时，应避免引流管受压、扭曲、折叠及牵拉。
3. 保持有效引流，平卧时引流管应低于腋中线，站立或活动时引流管不可高于腹部。若引流管被结石阻塞，应从上至下挤压，以疏通引流管。
4. 保护引流口周围皮肤，局部可涂氧化锌软膏，防止胆汁溢出致皮肤破溃。
5. 保持切口敷料清洁、干燥，沐浴时应避免打湿腹壁敷料，防止腹壁切口感染。

【护患沟通示范】

1. 操作前解释

您好，我是 ×× 护士，请问您叫什么名字？年龄呢？现在我来检查一下您的切口及 T 形引流管好吗？

切口没有渗血、渗液，T 形引流管口周围皮肤也没有红肿，挺好的。

张先生，T 形引流管大约需要留置 2 周，留置期间要注意固定和保持通畅，特别是翻身及起床活动时，避免 T 形引流管折叠、扭曲、脱出，因为 T 形引流管可引流出残余结石，预防胆管狭窄，因此保持其引流通畅非常重要。还有，为防止感染，我们每天必须更换一次引流袋，等一会儿我来给您更换好吗？

2. 操作中指导

张先生，请您别紧张，这项操作不会给您带来痛苦，如果您有任何不舒适，请及时告诉我好吗？

张先生，我现在帮您在身下铺一块治疗巾。

张先生，请问您现在有什么不舒服吗？

张先生，请您再坚持一下，引流袋马上就更换好。

3. 操作后嘱咐

张先生，引流袋我已经帮您换好了，谢谢您的配合。请您注意保护 T 形引流管，翻身时不可过猛，小心 T 形引流管脱出；请您不要随意夹闭导管，一定要保持引流管通畅；注意不要将引流管提到高于引流口，如果要下床活动，T 形引流管也不要高于切口平面。手术后应该多吃高蛋白、高糖、维生素丰富、低脂肪的食物，例如鲜鱼、瘦肉、蔬菜、水果等，但不要吃刺激性强的、油腻的食物。

谢谢您的配合，如果您有需要，请用呼叫器叫我，呼叫器就在这里，我也会经常来看您的。

【知识拓展】

胆汁的颜色及性状

正常成人每日分泌胆汁 800~1200 ml。胆汁呈黄绿色、清亮、无沉渣，有一定黏性。①胆汁呈草绿色：因胆汁内的胆红素受细菌作用或受胃酸的氧化所致。②胆汁呈白色：胆囊颈管或肝胆管内由于长期梗阻，胆汁中胆色素及胆盐被吸收，由胆囊黏膜、胆管黏膜所分泌白色胆汁所代替，这种白色胆汁在手术后几小时内被引流出来。③胆汁呈脓性、泥沙样浑浊：说明胆管内炎症感染严重或有泥沙样残余结石。④胆汁呈红色：说明胆管内有出血情况，主要是由于胆管内炎症而引起小血管破裂出血。

拔管护理

若T形引流管引流出的胆汁色泽正常，且引流量逐渐减少，可在术后10~14日试行夹管1~2日；夹管期间注意观察病情，若无发热、腹痛、黄疸等症状，可经T形引流管做胆道造影，造影后持续引流24小时以上；如胆道通畅，无结石或其他病变，再次夹闭T形引流管24~48小时，患者无不适可予拔管。年老体弱、低蛋白血症、长期使用激素者可适当延长T形引流管留置时间，待窦道成熟后再拔除，避免胆汁渗漏至腹腔引起胆汁性腹膜炎。拔管后，残留窦道用凡士林纱布填塞，1~2日内可自行闭合。若胆道造影发现有结石残留，则需保留T形引流管6周以上，再做取石或其他处理。

【操作考核评分标准】

【实训习题】

1. 简述T形引流管引流的目的。
2. T形引流管一般留置的时间为
   A. 3天　　B. 7天　　C. 10天
   D. 14天　　E. 28天
3. 关于T形引流管的护理，**不正确**的是
   A. 妥善固定
   B. 观察引流液的量和性状
   C. 严格执行无菌操作
   D. 通常留置3~5天拔管
   E. 拔管前须试行夹管1~2天

答案：1. 引流肝内胆汁、残余结石，减轻胆道压力，利于切口愈合；支撑胆道；T形引流管造影或胆道镜检查、取石等；防止患者发生胆道逆行感染；观察胆汁的量、颜色、性状。
2. D；3. D

实训五　膀胱冲洗患者的护理

膀胱冲洗是利用导尿管将溶液灌入膀胱内，再利用虹吸原理将灌入的液体引流出来的方法。

【目的】

1. 保持留置导尿管患者尿液引流通畅。
2. 清除膀胱内的血凝块、黏液、细菌等异物。
3. 治疗某些膀胱疾病，如膀胱炎、膀胱肿瘤。

【实训目标】

1. 知识目标　学生掌握膀胱冲洗的护理措施及注意事项。
2. 能力目标　学生熟练完成膀胱冲洗后的护理，能对患者及患者家属进行正确的健康指导。
3. 素质目标　学生具有高度的责任感，能与患者及患者家属进行有效沟通。

【案例导入】

某患者，男性，55 岁，入院诊断为“前列腺增生”。今日在全身麻醉下行经尿道前列腺电切术，术后遵医嘱给予持续膀胱冲洗。

【实训内容与操作要求】

步骤		操作内容	操作要点
素质要求		护士服、鞋、帽整洁，举止端庄，语言柔和，态度和蔼	符合护士礼仪规范和无菌操作要求
核对、解释		核对医嘱、患者姓名、床号、腕带等信息。向患者解释膀胱冲洗的目的	
评估		评估患者病情、自理能力及合作情况等。评估患者尿液的性状，有无尿频、尿急、尿痛、膀胱憋尿感，是否排尽尿液及导尿管通畅情况	应用前了解患者有无其他病史，防止意外伤
操作前准备	操作者	洗手，戴口罩，戴薄膜手套	操作者做好自我防护
	环境	安静，保护患者隐私，符合无菌操作要求	
	用物	常用冲洗液、消毒液、输液器、引流袋、手消毒液、棉签、胶布、垫巾、别针、无齿血管钳、冲洗管、导尿管、尿袋、纱布数块、液状石蜡棉球、弯盘、污物缸，放于治疗车上推至床前（图 2-5-1）	使用无齿血管钳夹闭引流管，防止损坏导尿管
操作过程		1. 将膀胱冲洗液悬挂在输液架上，将冲洗管与冲洗液连接，Y 形管（图 2-5-2）一端连接冲洗管，另外两端分别连接导尿管和尿袋。连接前对各个连接部位进行消毒 2. 插 Y 形管，嘱患者深呼吸，分散注意力，缓解紧张 3. 打开冲洗管，夹闭尿袋，根据医嘱调节冲洗速度 4. 夹闭冲洗管，打开尿袋，排出冲洗液。如此反复进行 5. 在持续冲洗过程中，观察患者的反应及冲洗液的量及颜色。评估冲洗液入量和出量，膀胱有无憋胀感	动作轻柔 严格执行无菌操作
操作后处理		冲洗完毕，取下冲洗管，消毒导尿管口，接尿袋，妥善固定，位置低于膀胱，以利引流尿液 协助患者取舒适卧位，整理床单位 观察与记录	观察与记录引流液的量、性状、颜色以及患者的呼吸情况

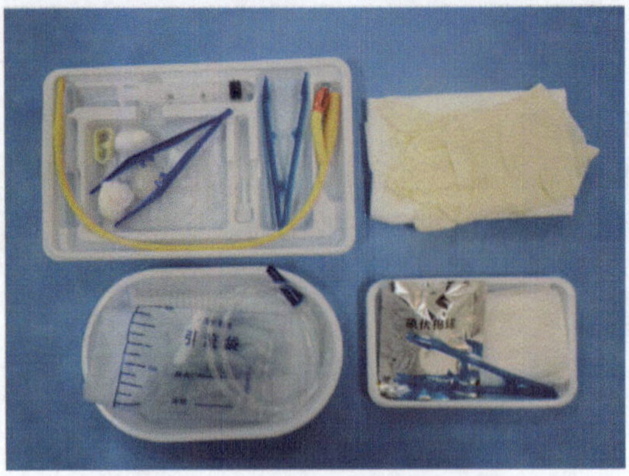

图 2-5-1　膀胱冲洗所需用物

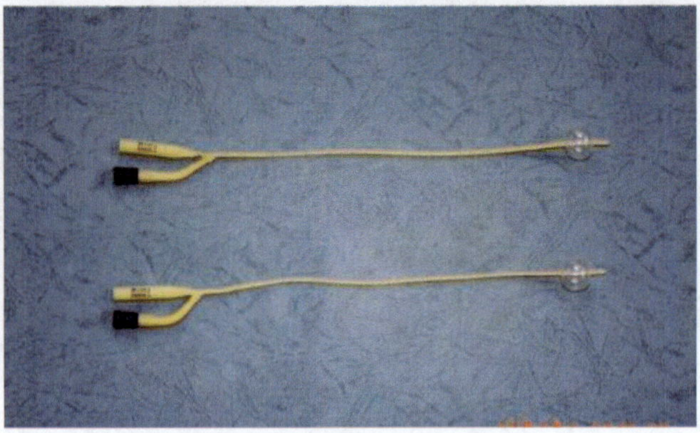

图 2-5-2　Y 形管

【健康教育】

1. 膀胱冲洗时，采取床上舒适体位即可。
2. 患者如有腹部不适，应及时告知医护人员。
3. 翻身时，注意勿使管路打折、扭曲、受压，保持冲洗和引流通畅。
4. 不要随意调节冲洗液输入速度。
5. 非禁饮及禁食患者，鼓励每日饮水量为 2000~2500 ml。

【注意事项】

1. 正确调节冲洗速度。膀胱冲洗速度为 60~140 滴 / 分，如冲洗速度达 250 滴 / 分，会引起患者心率加快及血压升高。同时，如冲洗速度过快，会增加对膀胱壁的机械损伤。大量冷冲洗液刺激膀胱平滑肌，可诱发膀胱痉挛。因此，应根据出血情况调节冲洗速度，出血多时可大量冲洗，液体可直线滴入，最快可达 300~600 滴 / 分，同时应密切观察患者生命体征和腹部情况。如引流液呈淡红色，滴速调至 80~100 滴 / 分，尿液清后，滴速调为 60~80 滴 / 分。

2. 调节冲洗液温度，采取温度为 30~35 ℃的冲洗液冲洗膀胱，可有效减少膀胱痉挛次数。

3. 预防堵塞，术后 1~2 日内，血尿严重，导尿管或膀胱造瘘管易被血块堵塞，故应多巡视患者，密切观察冲洗滴管内液体滴速与尿袋内液体量的增长情况。如发现尿袋内无液体流出或量少，或膀胱造瘘切口处有较多渗液、渗血，或尿道口有大量液体流出，或膀胱区膨隆，主诉尿憋，提示管路堵塞，可挤捏导尿管或造瘘管，必要时用膀胱冲洗器连接导尿管或膀胱造瘘管，进行手动膀胱冲洗，使冲洗通畅进行。若采取措施后仍不能使冲洗液顺畅流出，应立即向医师报告，协助更换导尿管。

4. 准确记录冲入量和流出量，以判断尿量。

5. 如需滴入药物，需按照药品说明书进行。

6. 在冲洗过程中，密切观察患者的生命体征及患者反应，若患者诉腹部剧痛或有其他异常情况，应停止冲洗，及时向医师报告。

【护患沟通示范】

1. 操作前解释

您好，我是 ×× 护士，请问您叫什么名字？年龄呢？现在我要为您进行膀胱冲洗，膀胱冲洗可以使您尿液引流通畅，清除膀胱内的血凝块、黏液、细菌等异物。您能配合这项操作吗？好的，谢谢合作！

2. 操作中指导

李叔叔，您别紧张，这项操作不会给您带来太大的痛苦，如果您有任何不舒适，请及时告诉我好吗？

李叔叔，请问您现在有什么不舒适的感觉吗？

李叔叔，您再坚持一下，马上就快冲洗好了。

3. 操作后嘱咐

李叔叔，操作已经完成，谢谢您的配合。记得多喝水，如果您有需要，可以用呼叫器叫我，呼叫器就在这儿，我也会经常来看您的。

【知识拓展】

膀胱冲洗的方法

1. 密闭式冲洗法　即输液瓶冲洗，将冲洗药液放入输液瓶内，并悬挂在床旁输液架上，瓶高距患者骨盆 1 m 左右，经输液管下接三通，再分别与导尿管和引流管相接，三通高度略低于耻骨联合平面，以利于膀胱内液体排空。冲洗时先将引流管夹闭，以 60 滴 / 分的速度输注冲洗液，每回注入 100 ml 之后夹闭输液管，开放引流管，冲洗液流出，如此反复，每次冲洗 3~4 回。

2. 开放式冲洗法　应用膀胱冲洗器或 50 ml 注射器，每次冲洗时先将留置导尿管或膀胱造瘘管的接头分开，远端引流管接头用无菌纱布包好放在一边，导尿管或膀胱造瘘管末端消毒后用无菌纱布托住，将吸有冲洗液的膀胱冲洗器接在导管末端，缓慢注入冲洗液，然后待其自然流出或缓慢吸出。如此反复，直至流出液澄清为止。冲洗结束后，将远端引流管冲洗一次，然后接通导尿管或膀胱造瘘管继续引流。

【操作考核评分标准】

【实训习题】

1. 引流液为淡红色的患者在进行膀胱冲洗时，冲洗液的滴速一般为

A. 40~50 滴 / 分　　B. 80~100 滴 / 分　　C. 130 滴 / 分

D. 110 滴 / 分　　E. 120 滴 / 分

2. 寒冷气候行膀胱冲洗时，冲洗液的温度一般为

A. 25℃左右　　B. 38℃左右　　C. 35℃左右

D. 43℃左右　　　　　　　E. 45℃左右

3. 因前列腺增生经尿道行前列腺电切术后，通常拔除膀胱冲洗管的时间为

A. 24 小时　　　　　　　B. 48 小时　　　　　　　C. 3~7 小时

D. 8~10 天　　　　　　　E. 2 周

4. 案例分析

某患者，男性，61 岁，因前列腺增生经尿道行前列腺电切术后 12 小时，夜班护士查房时发现导尿管引出尿液为鲜红色。经检查，导尿管引流通畅，膀胱冲洗速度约为 100 滴 / 分，经询问患者家属，此种情况是 10 余分钟前患者翻身后出现的。请问：若你是值班护士，应如何处理？

答案：1. B；2. C；3. C

4.（1）加快膀胱冲洗速度，直到引出液的颜色变淡（清）为止，或用冰盐水冲洗。

（2）密切观察尿颜色、血压及脉搏的变化。

（3）保持导尿管引流通畅。

（4）向患者及患者家属解释尿色鲜红的原因，并给予安慰。告知患者翻身时，动作幅度宜小，卧床休息，暂时减少活动。

（5）向医师报告。

（6）及时做好护理记录。

实训六　结肠造口术患者的护理

肠造口术是指外科医师为了治疗某些肠道疾病，用外科手术的方式自腹壁做开口，将一段肠管拉出，翻转缝于腹壁，从而形成肠造口，以利于排泄物排出。肠造口术护理是肠道手术后护理的重要环节。

【目的】

1. 及时、准确观察造口的情况，保护造口及周围皮肤。
2. 帮助患者掌握自我护理造口的正确方法。

【实训目标】

1. 知识目标　学生能够说出结肠造口术的目的、操作要点及注意事项。

2. 能力目标　学生能够熟练完成结肠造口的护理，结合患者造口位置及形状，能为患者及患者家属提供正确、有效的健康指导。

3. 素质目标　学生具有高度的责任感，感受患者的不适体验，安慰患者，并能与患者有良好的有效沟通。

【案例导入】

某患者，男性，52 岁。患者因直肠癌行直肠癌根治术、结肠造口术，术后护士应如何做好造口护理？

【实训内容与操作要求】

步骤	操作内容		操作要点
素质要求	护士服、鞋、帽整洁，举止端庄、语言柔和、态度和蔼		符合护士礼仪规范和无菌操作要求
核对、解释	核对医嘱，核对患者的床号、姓名、年龄、手术部位等。向患者解释做好造口护理的意义及配合要求		解释：①保护造口，避免排出物刺激皮肤；②预防并发症
评估	排便情况		观察排便情况，对不能排便者，需给予灌肠，促进排便功能恢复
	造口周围皮肤情况		造口周围皮肤使用造口皮肤保护剂
	造口色泽、大小		有造口狭窄者应做造口扩张
	患者的心理状态、合作程度		患者常有抑郁、自卑、依赖等心理问题
	患者对肠造口护理相关知识的了解程度		患者常缺乏肠造口护理相关知识
操作前准备	操作者	洗手，戴口罩，戴手套	操作者做好自我防护
	环境	安静，保护患者隐私，符合无菌操作要求	
	用物	造口包，包括造口测量板、底板专用剪、肥皂、纱布、治疗巾、纸巾、污物袋、生理盐水或温水、造口袋及夹子、防漏粉（防漏膏）、细芯油性笔、记录本及所需表格等（图 2-6-1）	选择合适的造口袋及造口护理用品
	患者	造口侧卧位或坐位	患者取舒适体位
操作过程	安置合适体位		按患者造口部位，选择造口侧卧位或坐位，全身放松，腰下铺治疗巾
	剥除底板（图 2-6-2）		动作宜轻柔，轻按腹壁，从上至下缓缓撕下
	清洁造口周围皮肤（图 2-6-3）		用纸巾擦去造口及四周残留排泄物，再用蘸有温水的纱布或毛巾擦拭造口周围皮肤，使皮肤完全干燥
	测量造口大小（图 2-6-4）		在测量板上剪开一个与造口大小一致的小孔，将此作为样板保存
	底板开孔		将样板置于底板剥离纸上，在底板上标出小孔大小，用底板专用剪在底板上剪开比标记大 1~2 mm 的小孔
	检查开孔大小		在撕去剥离纸之前，将底板对准造口，检查开口大小是否合适，正确使用造口护肤粉、皮肤保护剂、造口防漏膏
	撕去剥离纸		在确认皮肤已完全干燥后，撕去底板的剥离纸
	粘贴底板（图 2-6-5）		拉平腹部表面褶皱，粘贴底板，均匀按压底板，使之与皮肤贴紧

续

步骤	操作内容	操作要点
操作过程	粘贴保护胶带	撕去保护胶带的剥离纸，在自然状态下进行粘贴，不能过度绷紧
	安装造口袋（两件式造口袋）（图 2-6-6）	从下至上，将造口袋的接口嵌入底板的环形沟槽内
	检查造口袋接装是否牢固	将造口袋安装在底板后，轻拉造口袋，判断其是否与底板紧密接合
	扣紧造口袋开口（下方开口型造口袋）	将造口袋开口上卷并夹起，夹子的曲面朝向须符合身体体形
操作后处理	整理用物，使用完毕的造口护理用品按医疗垃圾处理 可继续使用的造口护理用品（防漏粉、防漏膏）放在阴凉干燥处 整理床单位，协助患者穿好衣裤，取舒适体位，盖好被子 观察与记录	观察与记录造口并发症，如造口出血、造口坏死、造口狭窄、造口周围皮炎等

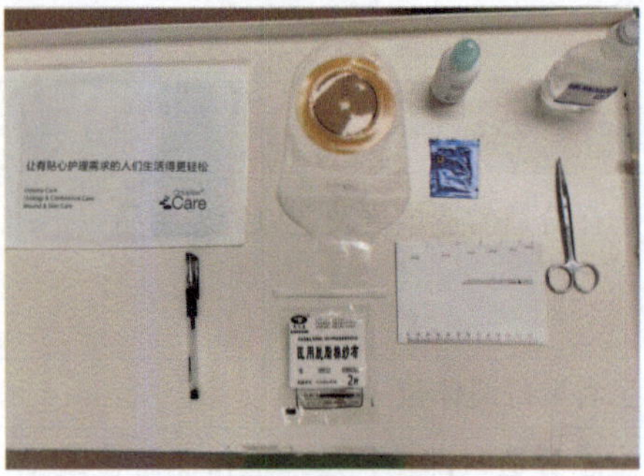

图 2-6-1　用物准备

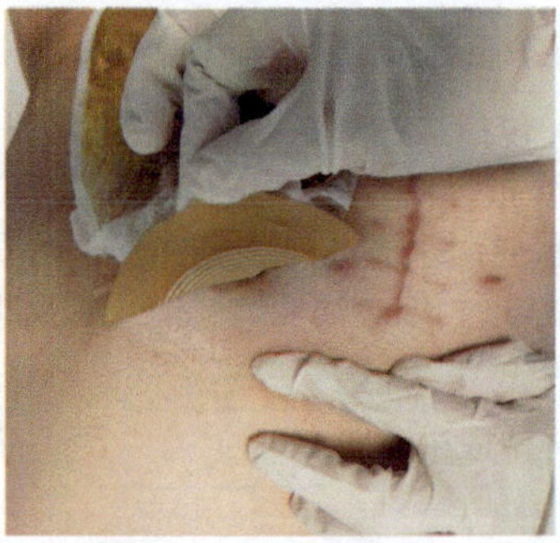

图 2-6-2　剥除底板

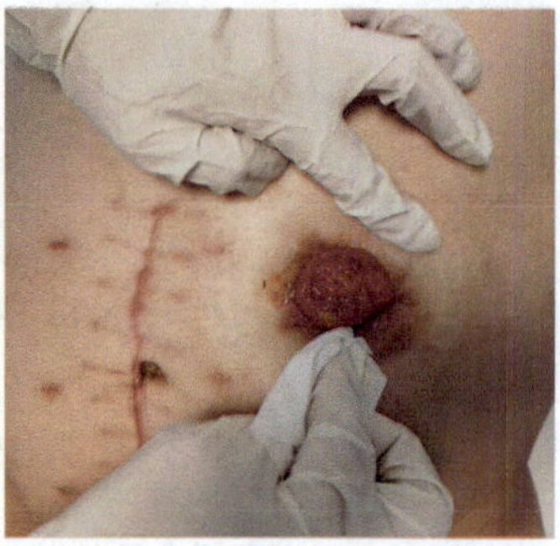

图 2-6-3　清洁造口周围皮肤

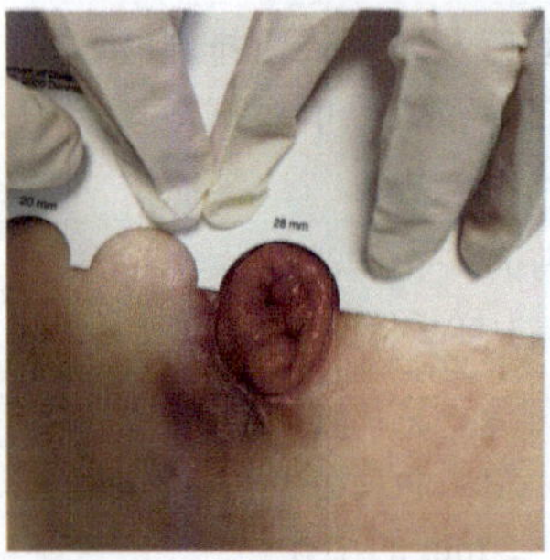

图 2-6-4　测量造口大小

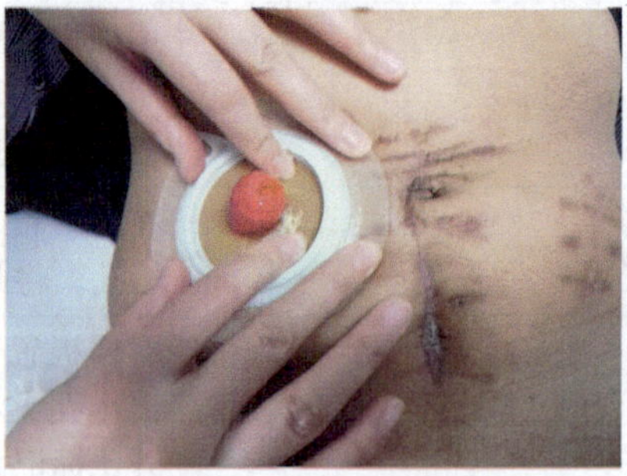

图 2-6-5　粘贴底板

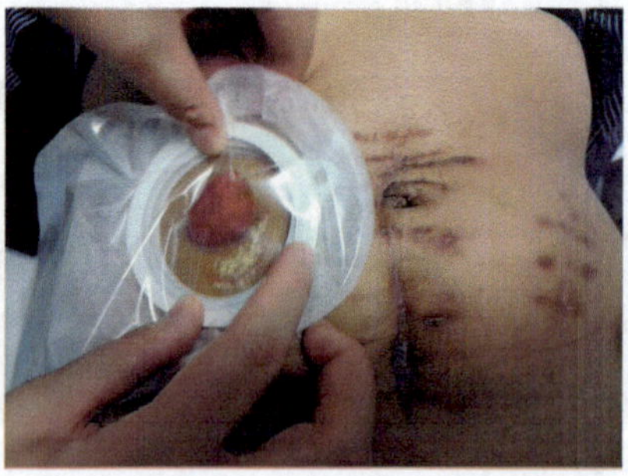

图 2-6-6　安装造口袋

【健康教育】

1. 告知患者利用造口袋进行造口管理的重要性，强调患者学会造口自我护理的必要性。

2. 告知患者造口特点以减轻恐惧感，引导其尽快接受造口的现实，主动参与造口自我护理。

3. 告知患者如造口与皮肤粘贴处有渗漏或造口袋内容物达造口袋容量的 1/3 时，应及时通知医务人员处理或自行倾倒、更换。

4. 教会患者观察造口周围皮肤的血运情况，并定期用手指扩张造口，防止造口狭窄。

5. 告知患者避免食用过甜或产气过多的食物（如萝卜、豆类、山芋等）及有特殊气味的食物（如洋葱、大蒜等）。

6. 教会出院患者造口自我护理。告知患者在自行更换造口袋之前，需用温水清洁造口及周围皮肤，不要使用肥皂等刺激性物品擦洗；在粘贴新的护理用品前，轻轻地擦干皮肤，确保皮肤干燥；如果皮肤需要特别的保护时，可以使用皮肤保护膜等专用护理用品。

【注意事项】

1. 观察造口血液循环情况。当出现肠黏膜颜色变暗、发紫、发黑等现象时，说明造口坏死或感染，应及时与医师联系。

2. 保护造口周围皮肤。为防止不断流出的稀薄粪便刺激腹壁皮肤，引起皮肤糜烂，每次便后应彻底清洗造口周围皮肤。长期使用者在接造口袋前可先使用皮肤保护膜。

3. 预防造口狭窄。术后 1 周开始用手指扩张造口，每日 1 次，每次 5~10 分钟，持续 3 个月。操作要领：在示指、中指指套上涂液状石蜡，沿肠腔方向逐渐深入，以造口有扩张感为度，动作宜轻柔，忌用暴力，以免损伤造口或肠管。如发现造口狭窄、排便困难，应及时处理。

4. 教会患者使用造口袋。裁剪大小合适的袋口，将袋口对准造口贴紧，袋囊向下，贴放于造口处盛接粪便，并用弹性腰带将造口袋系于腰间。

5. 进行饮食指导。嘱患者少进食不容易消化的食品（如花生、瓜子、松子、核桃和杏仁等干果）、纤维多的食物（如玉米、高粱、白薯及部分纤维多的蔬菜和水果等）。此外，还要注意少吃带有特殊气味的食物（如大蒜、洋葱、韭菜、萝卜等）。另外，指导患者注意饮食卫生。

6. 经过一段时间，造口患者可对造口排便逐渐适应，此时可恢复正常工作、生活，参加适量社交活动，但应避免重体力劳动。

【护患沟通示范】

1. 操作前解释

××，下午好，您今天感觉怎么样？今天是手术后第 9 天，造口开放已经有 1 周多了，前几天我为您做过造口护理，您还记得我吧，今天遵医嘱我要为您更换一下造口袋，请问您现在方便吗？我先核对一下您的腕带信息。

好，我现在先帮您检查一下造口袋，请您配合一下好吗？

2. 操作中指导

××，这项操作和前几次更换一样，不会给您带来太大的痛苦，您别紧张。在更换过程中，如果您有任何不舒适，请及时告诉我。××，您可以抬一下身子吗？我要帮您在身下铺一块治疗巾。××，造口周围皮肤有点发红，我帮您用一点造口防漏粉。××，您配合得很好，请问您现在有什么不舒适吗？

3. 操作后嘱咐

××，我帮您把造口袋换好了，您学会了吗？下一次我指导您，您试着动手换一下好吗？请您注意保护造口袋，避免造口袋脱出。请您注意合理饮食，避免食用过甜或产气过多的食物，如萝卜、豆类、山芋等，尽量不要食用有特殊气味的食物。

谢谢您的配合，我再核对一下您的腕带信息。如果您有需要，请用呼叫器叫我，呼叫器就在这儿，我也会经常来看您的。

【知识拓展】

造口治疗师的职责

造口治疗师最初是与肛肠外科医师合作的。当时造口治疗师的职责是负责腹部造口的护理、预防及治疗肠造口术并发症，为患者及患者家属提供与肠造口术有关的咨询服务和心理护理，以达到患者完全康复的最终目的。

1988 年，“造口治疗师（ET）”一词取代了一般护师，在造口患者的治疗及护理中广泛使用。随着专业的发展，造口治疗师由单一的造口护理拓展到造口、伤口、失禁三方面的护理。1992 年，“造口治疗师”一词又称为“伤口、造口、失禁护师（wound ostomy continence nurses）”，或称“WOCN 护师”。造口治疗师的主要职责拓展为负责腹部肠造口术的护理、预防及治疗肠造口术并发症，为患者及患者家属提供咨询服务和心理护理，以使患者达到完全康复为最终目的。除此之外，造口治疗师还负责慢性伤口、瘘管、排便失禁、尿失禁、压疮及足部溃疡等护理。

【操作考核评分标准】

【实训习题】

1. 造口袋底盘与造口黏膜之间应保持

A. 1~2 mm　　B. 3~4 mm　　C. 0.1~0.2 mm
D. 2.5~3.5 mm　　E. 4~5 mm

2. 结肠造口术开放早期患者宜取

A. 半坐卧位　　B. 平卧位　　C. 左侧卧位
D. 右侧卧位　　E. 平卧位与左侧卧位交替

3. 造口袋需及时更换，一般达到多少应更换

A. 1/4 满　　B. 3/4 满　　C. 2/3 满
D. 1/3 满　　E. 1/2 满

4. 回肠造口一般位于

A. 左上腹　　B. 左下腹　　C. 右上腹
D. 右下腹　　E. 中腹部

5. 结肠造口一般多见于

A. 升结肠　　B. 降结肠　　C. 乙状结肠

D. 横结肠　　E. 盲肠

答案：1. A；2. E；3. D；4. D；5. C

实训七　膀胱造瘘术患者的护理

膀胱造瘘术是因尿道梗阻，在耻骨上方取切口，切开膀胱后置入导尿管引流尿液的方法，可暂时性或永久性解决患者的排尿困难。膀胱造瘘术术后需要进行妥善、周到的护理，方能使这类患者早日康复，防止产生各种并发症。

【目的】

消除长期存在的尿路梗阻对上尿路的不利影响，或下尿路手术后确保尿路愈合。

【实训目标】

1. 知识目标　学生说出膀胱造瘘术术后护理措施及注意事项。
2. 能力目标　学生了解术后并发症，并知道其预防措施。
3. 素质目标　学生具有高度的责任感，能够与患者及患者家属进行有效沟通。

【案例导入】

某患者，男性，59岁，因“右侧腰痛伴血尿3个月”入院。患者于3个月前无明显诱因出现右侧腰部持续胀痛，活动后出现血尿，并伴轻度尿急、尿频、尿痛。症状加重伴疼痛1天入院，住院次日突然出现尿潴留，立即行导尿术，失败后给予膀胱造瘘术（图2-7-1），现遵医嘱需要给患者进行膀胱造瘘口护理。

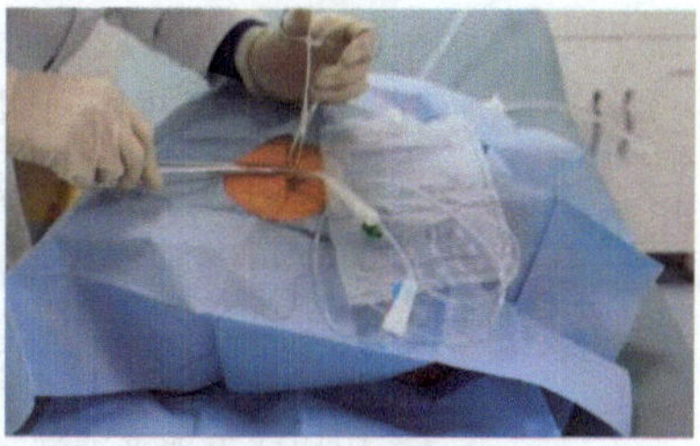

图 2-7-1　膀胱造瘘术

【实训内容与操作要求】

步骤	操作内容	操作要点
素质要求	护士服、鞋、帽整洁，举止端庄、语言柔和、态度和蔼	符合护士礼仪规范和无菌操作要求
核对、解释	核对医嘱，核对患者的床号、姓名、年龄、手术部位等。向患者解释做好造瘘口护理的意义及配合要求	解释：①保护造瘘口，避免排出物刺激造瘘口皮肤；②预防并发症
评估	排便情况	观察排便情况，对不能排便者，给予灌肠，促进排便功能恢复
	造瘘口周围皮肤情况	造瘘口周围皮肤用氧化锌涂抹
	造瘘口色泽、大小	有造瘘口狭窄者应做造瘘口扩张

续

步骤	操作内容		操作要点
评估	心理状态、合作程度		患者常有抑郁、自卑、依赖等心理问题
	对造瘘口护理相关知识的了解程度		患者常缺乏造瘘口护理相关知识
操作前准备	操作者	洗手，戴口罩，戴手套	操作者做好自我防护
	环境	安静，保护患者隐私	符合无菌操作要求
	用物	治疗车、快速手消毒液、造口包、庆大霉素、生理盐水、纱布、纸巾、污物袋、造口袋、防漏粉（防漏膏）、夹子、注射器、细芯油性笔、记录本及所需表格等	选择合适的造口袋
	患者	取舒适体位、造口侧卧位或坐位	患者取舒适体位
操作过程	保持膀胱造瘘管通畅，为防止尿碱沉积、膀胱造瘘管阻塞，用生理盐水 50~100 ml 自造瘘口注入膀胱，行膀胱冲洗，如有阻塞，可用无菌注射器抽吸生理盐水快速冲洗和抽吸；如引流液浑浊且坏死脱落组织较多，说明膀胱内感染，可用生理盐水 500 ml+ 抗生素冲洗膀胱，直至尿液清澈		
	用聚维酮碘棉球消毒造瘘口皮肤，清除分泌物，覆盖无菌敷料。消毒面积以造瘘口为圆心自内向外半径 15 cm，观察造瘘口有无红肿，如出现红肿，给予氧化锌涂抹，及时更换敷料。若有尿液外渗的情况，可使用防漏膏		
	引流管应固定良好，引流袋放置的位置应低于造瘘口 10 cm，防止尿液回流引起逆行感染。能下床活动者，可将引流袋固定于腰带上，即不会妨碍行走		
操作后处理	整理用物，使用完毕的造瘘口护理用品按医疗垃圾处理。可继续使用的造瘘口护理用品（防漏粉、防漏膏）放在阴凉干燥处 整理床单位，协助患者穿好衣裤，取舒适体位，盖好被子 用快速手消毒液消毒双手并记录		观察并记录造瘘口并发症：造口出血、造口坏死、造口周围皮炎等

【健康教育】

1. 心理护理　膀胱造瘘术后患者将改变原有的排尿途径和生活习惯，需承受较大的心理压力。术后由于身上带着尿管和尿袋，患者有怕被人嫌弃的想法，易产生自卑感和孤独感，对今后生活顾虑较多。应鼓励患者以乐观的心态面对现实，耐心向患者解释，做好患者的心理疏导。

2. 造瘘口护理

（1）保持造瘘口敷料清洁、干燥：每日更换敷料，观察造瘘口外皮肤情况。

（2）尿袋的放置位置应低于耻骨联合。

（3）造瘘管不宜持续放尿，一般每 2~3 小时放尿 1 次，以维持膀胱的自律功能。

（4）每周做尿常规检查 1 次，每个月做尿液培养 1 次，如发现问题，及时处理。

（5）出院后定期进行尿液检查。

（6）教会出院患者如何自我观察。

3. 饮食护理　鼓励患者多进食清淡、易消化的食物，保持排便通畅。避免排便用力导致腹压过高而引起的切口渗血和瘘管脱出。多进食富含蛋白质和维生素的食物，有利于细胞、组织的恢复及营养神经，避免食用动物内脏、高钙及高草酸食物，防止结石形成。多饮水，每日饮水量在 2000 ml 以上，起到稀释尿液冲洗尿路的作用。

【注意事项】

1. 尿液引流不畅或漏尿时，要注意造瘘管是否堵塞，调整造瘘管的位置。如漏尿严重，应更换造瘘管。

2. 使用生理盐水间歇冲洗膀胱。

3. 急性尿潴留患者应分次间断缓慢放尿，避免膀胱突然排空导致出血发生休克。

4. 严格的无菌操作是关键，造瘘管及皮肤消毒尤为重要，造瘘口周围皮肤消毒面积要达到半径 15 cm 以上，造瘘管消毒长度 10 cm 以上。造瘘管与尿袋连接处由管腔内向管腔外螺旋消毒。更换造瘘管时，要严格无菌操作。造瘘口每日换药，如发生漏尿、浸湿或脱落，应及时更换。保持局部清洁、干燥。

【护患沟通示范】

1. 操作前解释

您好，我是 ×× 护士，请问您叫什么名字？年龄呢？现在我来检查一下您的造瘘口及引流管好吗？

造瘘口没有渗血、渗液，造瘘口周围皮肤也没有红肿。挺好的，×× 叔叔，过长的造瘘管前端尿碱易形成结石，影响尿液引流，加重更换膀胱造瘘管的困难，留置期间要注意造瘘管的固定和保持通畅，特别是翻身及起床活动时，避免折叠、扭曲、脱出。另外，为防止感染，引流管应每 2 周更换 1 次，等一会儿我来为您更换好吗？

2. 操作中指导

×× 叔叔，您别紧张，这项操作不会给您带来太大的痛苦，消毒的过程中可能会有些瘙痒，如果您有任何不舒适的情况，请及时告诉我好吗？

×× 叔叔，请您再坚持一下，消毒就快要结束了。

3. 操作后嘱咐

×× 叔叔，引流管我已经帮您换好了。回去后多吃清淡、易消化的食物，保持排便通畅，避免排便用力，以免腹压过高引起切口渗血和造瘘管脱出。多吃富含蛋白质和维生素的食物，有利于细胞、组织的恢复及营养神经，避免食用动物内脏、高钙及高草酸食物，防止结石形成。多饮水，每日饮水量在 2000 ml 以上。

谢谢您的配合，如您有需要，请用呼叫器叫我，呼叫器就在这儿，我也会经常来看您的。

【知识拓展】

引流袋固定方法

在临床工作及日常生活中，常会见到携带引流袋的患者，他们容易产生自卑、情绪低落、孤独感、易怒等心理问题，怕被人嫌弃，不愿出门，不愿参加集体活动，不愿与人交流，尽量利用长风衣来掩饰带管外出的不便，遇上夏天，酷热难当，又“与众不同”，更易引起别人的注意。加之尿袋外观透明，尿液暴露在众人眼中，周围人也不愿与之交往。引流袋固定在衣服外也容易被污染，造成逆行感染，使患者的生活质量明显下降。因此妥善隐藏尿袋，成为患者回归社会、保持良好心态的主要措施之一。在实际工作中，我们针对长期置管患者，对引流袋固定方法做了改进。具体方法为：将裤子外侧缝（左、右可取决于个人习惯）膝部以上到腰部拆开，并加一粘扣（也可使用拉链或系带），在裤腰以下约 40 cm 处将备好的布料缝制成高约 30 cm，宽为 15 cm（略大于引流袋）的口袋，用于存放尿袋。置管后患者可穿着改制好的裤子，将膀胱造瘘管自然下行至侧缝粘扣处引出，合上粘扣，置尿袋于口袋中。需清洗护理尿道口或更换尿袋时，将粘扣打开至可操作范围即可。该方法操作简单，价格低廉，合理隐藏，减少了意外损伤。引流管的位置始终处于尿道口水平以下，引流通畅，不存在逆流，增加了患者的自信心，提高了患者的生活质量。

【操作考核评分标准】

【实训习题】

简述膀胱造瘘术术后患者的饮食护理。

答案：嘱患者进食清淡、易消化的食物，保持排便通畅，避免排便用力，以免腹压过高引起切口渗血和造瘘管脱出。多进食富含蛋白质和维生素的食物，有利于细胞、组织的恢复及营养神经，避免食用动物内脏、高钙及高草酸食物，防止结石形成。多饮水，每日饮水量在 2000 ml 以上，起到稀释尿液冲洗尿路的作用。

实训八　骨科患者的护理

一、牵引固定患者的护理
（以胫骨平台牵引为例）

牵引术是利用适当的持续牵引力和对抗牵引力对躯体患部进行牵引，牵引力直接作用于骨骼，能更好地对抗肌肉痉挛或收缩，达到复位、固定与制动目的的治疗方法。不适宜手术的患者也可以通过牵引达到治疗目的。

【目的】

1. 制动。
2. 使骨折部位得以复位、固定。
3. 缓解局部疼痛。

4. 纠正肢体挛缩畸形。

【实训目标】

1. 知识目标　学生能够说出下肢骨牵引注意事项。
2. 能力目标　学生能熟练配合医师完成牵引术，能对患者及患者家属进行正确的健康指导。
3. 素质目标　学生具有高度的责任感，能与患者进行有效沟通。

【案例导入】

某患者，女性，67 岁，因上厕所时不慎滑倒摔伤，伤及右侧大腿，当即感右侧大腿持续性剧烈疼痛，伴活动受限，以“右侧股骨上段骨折”收入骨科，完善相关检查，拟行局部麻醉下右侧胫骨结节牵引术。

【实训内容与操作要求】

步骤		操作内容	操作要点
核对、解释		核对患者信息，向患者及患者家属解释牵引的意义、目的、步骤及注意事项，使其配合治疗	
评估		评估患者病情、穿刺点皮肤、患肢肿胀等情况及患者的心理状态等	
操作前准备	操作者	衣帽整洁、洗手；询问患者药物过敏史	
	环境	整洁、宽敞、安全、光线充足、无障碍物；用床帘、屏风等适当遮挡	
	用物（图 2-8-1）	骨牵引器械包（图 2-8-2），克氏针，切开包，牵引弓，牵引架，牵引绳，牵引重锤，10 ml 注射器，2% 利多卡因，皮肤消毒盘（包括 0.5% 聚维酮碘、棉签等用物）。抗生素空瓶 2 个，无菌手套 2 双，记号笔，护理记录单	
	患者	①局部皮肤准备：牵引肢体局部皮肤擦洗干净，去除油污，必要时剃毛。②体位准备：牵引前摆好患者体位，协助医师进行牵引	
操作过程	安置患者体位	仰卧位，右下肢置于牵引架上	
	定位、消毒、铺巾	选择进针点并做标记（图 2-8-3），配合医师消毒皮肤（图 2-8-4），铺无菌巾	严格无菌操作
	局部麻醉	配合医师用 2% 利多卡因进行局部麻醉	
	安装牵引	医师将牵引针穿好（图 2-8-5）后，配合安装牵引弓和牵引绳、滑轮、牵引架系统，进行持续牵引	根据牵引类型、牵引部位、患者年龄、身体情况选择牵引重量
	检查	全面检查牵引架的位置、角度、高度及牵引绳有无阻力等，确保患肢置于功能位，牵引有效（图 2-8-6）	
操作后处理		保持牵引体位，整理床单位。交代注意事项 观察与记录	注意观察肢端血运、感觉以及活动，如有不适，及时调整

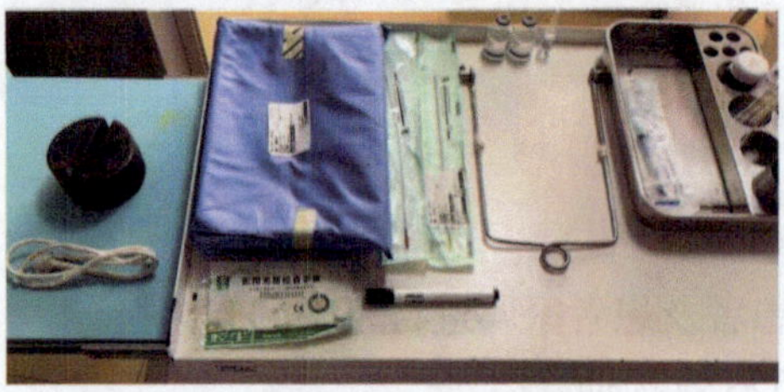

图 2-8-1 骨牵引用物准备

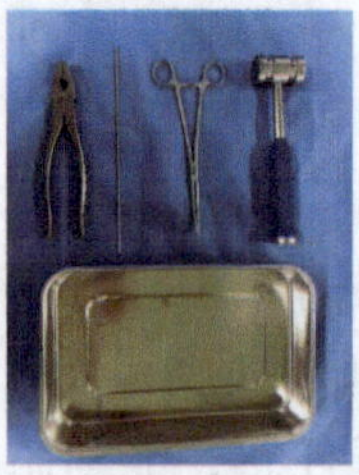

图 2-8-2 骨牵引器械包

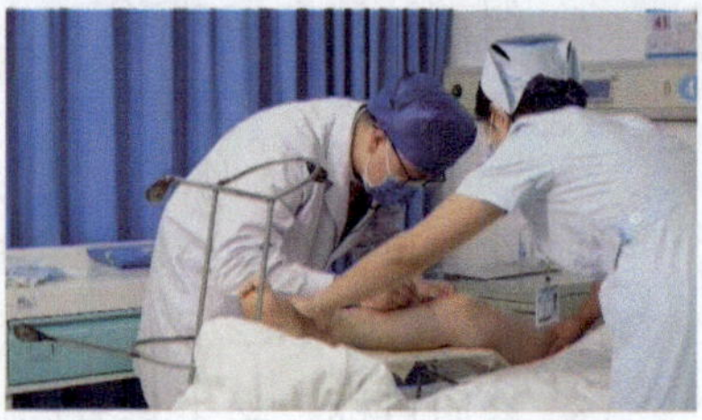

图 2-8-3 进针点局部皮肤标记

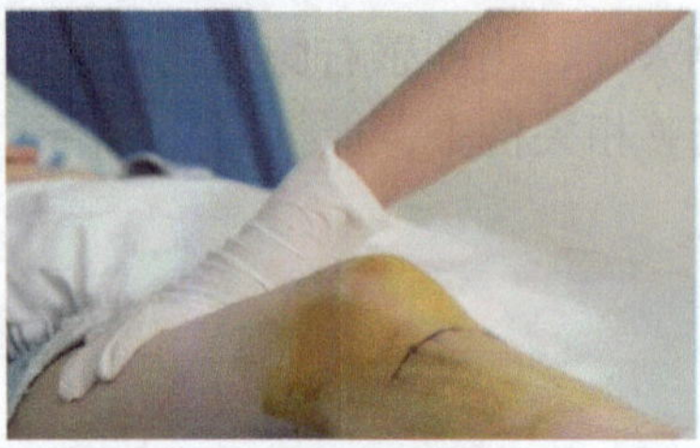

图 2-8-4 骨牵引处局部皮肤消毒

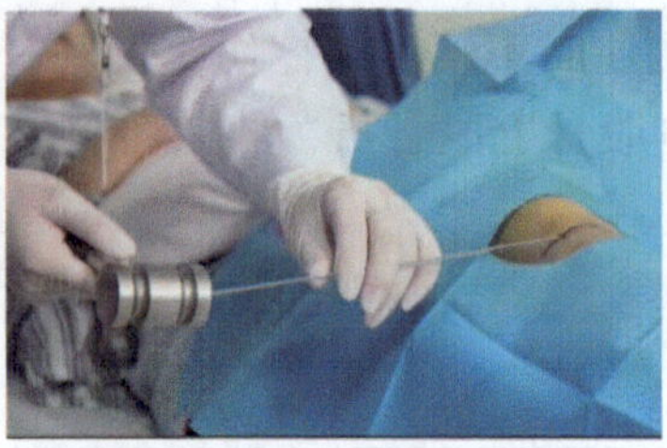

图 2-8-5 牵引针穿刺

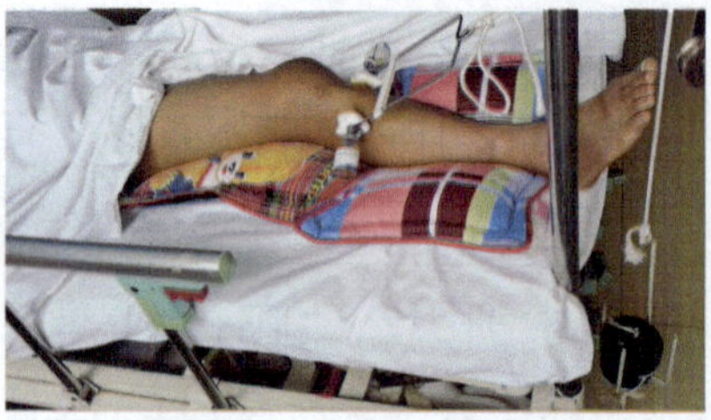

图 2-8-6 骨牵引整体

【健康教育】

1. 嘱患者及患者家属不可自行放松牵引绳，不可随意增减牵引重量，不可随意改变体位，以免影响骨折愈合。需要翻身时，须有专人保持牵引的持续性和有效性，协助患者翻身。
2. 牵引绳上不能悬挂任何物品，如被子、衣服、毛巾等，以免分散牵引重量。
3. 保持牵引的肢体呈外展中立位，患肢下方垫小枕，使足跟悬空。
4. 牵引重锤不落地，患者足底不接触床尾栏板。
5. 牵引后如出现受伤的肢体疼痛、不舒服的感觉，应及时通知护士。
6. 告知患者功能锻炼的目的，指导其进行功能锻炼，预防肌肉萎缩、压疮、深静脉血栓形成等并发症。
7. 观察与记录患肢肢端血运、指（趾）活动及感觉、足背动脉搏动情况，局部皮肤是否有压疮。

【注意事项】

1. 牵引处有炎症或严重开放性创伤、局部骨骼有病变或严重骨质疏松者禁忌做骨牵引。
2. 颅骨牵引者应每日将颅骨牵引弓靠拢，压紧螺母拧紧 0.5~1 圈，防止颅骨牵引弓松脱。
3. 做肢体牵引时，应每日测量两侧肢体的长度，避免发生过度牵引。
4. 保持有效牵引

（1）牵引绳长短要适宜，保持悬空不受压，不脱离滑轮的滑槽。

（2）牵引重量不可随意增减，重锤不能触地或中途受阻。

（3）不可随意放松牵引绳，避免被盖压住牵引绳。

（4）保持对抗牵引力，若身体移位，抵住了床头或床尾，应及时调整，以免失去反牵引作用。

（5）牵引期间牵引方向与肢体长轴应呈一直线，以达到有效牵引。

5. 观察针孔处情况，若针孔处有分泌物流出，用 0.5% 聚维酮碘或 75% 乙醇消毒处理，若已有痂皮，观察即可。

6. 密切观察牵引肢体的血液循环、感觉、运动等情况，如有异常，护士应详细检查、分析原因并及时向医师报告。冬季注意牵引肢体保暖。

7. 加强皮肤护理及功能锻炼，预防并发症的发生。

【护患沟通示范】

1. 操作前解释

请问您叫什么名字？

×× 阿姨，下午好，因为您的右侧股骨上段骨折，但是您的身体状况不能耐受手术，我们选择给您进行牵引治疗，请您配合一下好吗？

2. 操作中指导

×× 阿姨，在放置牵引弓时可能会导致您的肢体疼痛，我们的动作会尽量轻柔，也请您忍耐一下。

×× 阿姨，您有什么不舒服吗？如果有不舒服，请您及时告诉我。

3. 操作后嘱咐

×× 阿姨，我们已经帮您把牵引装置放好了，请您及家属不要随意增减重量，也请您不要随意改变体位，需要挪动身体时，请您呼叫我们。牵引期间请您按照我们的指导进行肢体活动。

谢谢您的配合。如果您需要帮助，请用呼叫器叫我们，我们也会经常来看您的。

【知识拓展】

骨牵引针道感染

骨牵引穿刺针作为一种金属异物，在骨和外环境之间形成一个开放的通道，容易发生针道感染、骨髓炎等并发症。国内外关于骨针道感染分级系统判断标准各有不同，国内参照原卫生部《医院感染诊断标准》进行诊断的居多：①临床医师诊断局部感染即针道周围红肿、疼痛、针道有脓性分泌物、伴或不伴发热；②病原学检查，从感染部位培养出病原体，血细菌培养结果、针道分泌物细菌培养结果为同一种细菌；伴有血白细胞计数升高。以上两条具备其一，可诊断为骨牵引针道感染。目前国内外关于针道护理的研究大多数是关于消毒剂选择与使用效果、敷料选择与使用、更换敷料频率及时间等方面的研究，但并没有达成一致。因此临床各医院仍是根据自身习惯进行针道护理。而国外研究提出术后针道不进行常规护理不会增加针道感染率，但由于国外的医疗条件与国内有很大不同，国外的相关研究结果能否在我国进行推广还需验证。也期待未来我国能针对针道护理建立感染预防标准。

【操作考核评分标准】

【实训习题】

1. 骨牵引时，预防过度牵引的措施是
   A. 患肢抵床尾　　B. 患肢功能锻炼
   C. 定时测量肢体长度　　D. 防止牵引针左右移动
   E. 定时放松牵引装置
2. 不是骨牵引术后护理措施的是
   A. 对抗牵引　　B. 保持有效牵引
   C. 骨牵引针孔道消毒　　D. 观察肢端血运情况
   E. 为保证牵引效果，减少活动
3. 护理下肢骨牵引患者时，下列选项错误的是
   A. 骨牵引针孔处每日滴 75% 乙醇　　B. 牵引砝码不接触地面
   C. 抬高床头 15~30 cm　　D. 指导患者进行功能锻炼
   E. 定时测量患肢长度
4. 骨牵引最常见的并发症是
   A. 血管和神经损伤　　B. 牵引针、牵引弓脱落
   C. 牵引针道感染　　D. 关节僵硬
   E. 坠积性肺炎

答案：1. C；2. E；3. C；4. D

二、石膏固定患者的护理
（以下肢石膏托固定为例）

石膏绷带是骨科患者常用的外固定材料之一，已经成为肢体制动固定的辅助治疗工具。它适用于全身各部位骨折的固定，主要适用于骨折复位后的固定；关节损伤或脱位复位后的固定；周围神经、血管、肌腱断裂或损伤手术修复后的制动；急、慢性骨关节炎症的局部制动；畸形矫正术后矫形位置的维持和固定等。其特点是坚固可靠，便于搬动和护理，不需经常更换和调整。

【目的】

1. 维持固定，保持患肢的特殊体位。
2. 保护患部，减轻或消除患部的负重。
3. 矫正肢体畸形。

【实训目标】

1. 知识目标　学生掌握石膏固定的适应证、护理措施及注意事项。
2. 能力目标　学生能够熟练完成石膏固定的护理，能对患者及患者家属进行正确的健康指导。
3. 素质目标　学生具有高度的责任感，能与患者进行有效的沟通。

【案例导入】

某患者，男性，45 岁。患者不慎从 2 m 高处坠落，右侧肢体直接着地，当即感右足跟部持续性疼痛难忍，并伴有右足跟部活动受限，以“右侧跟骨粉碎性骨折”收入骨科，完善相关检查，行右下肢石膏托外固定制动。

【实训内容与操作要求】

<table>
<tr><th colspan="2">步骤</th><th>操作内容</th><th>操作要点</th></tr>
<tr><td colspan="2">核对、解释</td><td>核对患者信息，向患者及患者家属解释石膏固定的意义、目的、步骤及注意事项，使其配合治疗</td><td></td></tr>
<tr><td colspan="2">评估患者</td><td>评估骨折肢体是否复位、是否有开放性伤口、肿胀程度、局部血运情况及患者的心理状态</td><td></td></tr>
<tr><td rowspan="4">操作前准备</td><td>操作者</td><td>衣帽整洁，洗手，穿手术围裙，戴手套等</td><td rowspan="4"></td></tr>
<tr><td>环境</td><td>整洁、宽敞、安全、光线充足、无障碍物，必要时使用屏风遮挡</td></tr>
<tr><td>用物</td><td>新型高分子石膏绷带（根据尺寸需要选择）、衬垫、纱布卷、清水、记号笔、护理记录单等（图 2-8-7）</td></tr>
<tr><td>患者</td><td>①影像学检查：石膏固定前，患处需行 X 线检查，以备术后对照。
②局部准备：用肥皂及清水清洁需石膏固定处的皮肤并擦干；有伤口者更换敷料；如发现皮肤异常，应记录并向医师报告；必要时未固定部位予橡胶单等保护，避免污染</td></tr>
<tr><td rowspan="7">操作过程</td><td>安置患者体位</td><td>根据需要摆放体位，由专人维持，切不可中途变换体位</td><td rowspan="7"></td></tr>
<tr><td>放置保护衬垫</td><td>石膏固定处表面皮肤覆盖一层衬垫，骨凸部加厚</td></tr>
<tr><td>制作石膏绷带</td><td>将石膏卷平放并完全浸没于清水中，浸透后取出，挤出多余水分</td></tr>
<tr><td>石膏包扎</td><td>将石膏绷带放置在患肢体表，超过骨折处上下关节。托住石膏等待塑形，再用纱布卷由近至远缠绕石膏绷带，每一圈盖住上一圈的下 1/3，周径不等的肢体可将石膏绷带圈打褶，打褶处用手按抚妥帖</td></tr>
<tr><td>捏塑成型、整理边缘</td><td>根据局部解剖特点，以手掌对石膏托扶、塑形。将内衬垫往外拉出一点，包住石膏边缘（图 2-8-8）</td></tr>
<tr><td>标记</td><td>用记号笔在石膏外标记固定日期及预定拆石膏的日期</td></tr>
<tr><td>开窗（必要时）</td><td>便于局部检查或伤口引流、更换敷料等</td></tr>
<tr><td colspan="2">操作后处理</td><td>安置患者，整理床单位
抬高患肢，观察是否发生并发症，及时调整
整理用物、洗手、记录</td><td></td></tr>
</table>

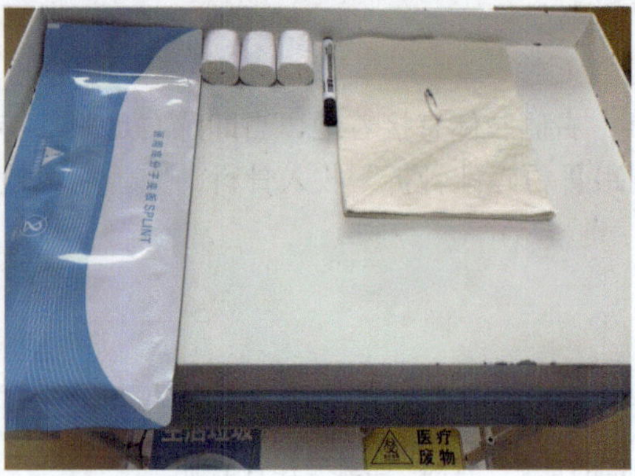

图 2-8-7　石膏固定用物准备

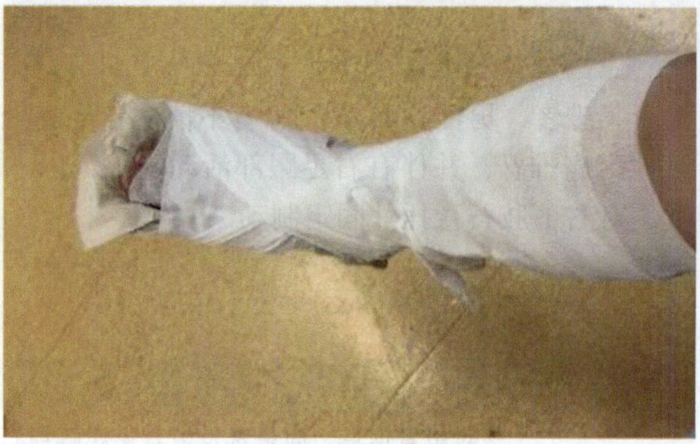

图 2-8-8　石膏固定整体

【健康教育】

1. 告知患者增加食物中纤维素的含量，防止因活动减少而引起便秘。

2. 指导患者活动石膏近端及远端的关节，防止关节僵直，促进血液循环，如前臂石膏固定者，可活动肩关节及指间关节。

3. 指导患者进行肌肉的等长收缩锻炼，在锻炼肌力的同时促进血液循环，如腿部石膏固定者，可进行股四头肌等长收缩锻炼。

4. 告知患者不要进食过饱，食用易消化食物，少量多餐。

【注意事项】

1. 包扎时使石膏绷带各层贴合紧密，无缝隙，平滑、无皱褶。

2. 四肢包扎应从肢体近侧向远侧推进，每一圈绷带盖住上一圈绷带的下 1/3。

3. 石膏不可过紧或过松，如肢体肿胀，出现血管、神经压迫症状，需要切开石膏时，应将石膏从头到尾全层切开，防止局部压力减轻，产生肿胀消退的假象。如因肿胀消退致使石膏松动，应及时更换石膏。

4. 固定肢体应适当抬高，严密观察肢体血运情况，注意有无疼痛及感觉、运动障碍等。

5. 行石膏固定的患者应列入交班项目，进行床头交接班。

6. 如石膏内伤口出血，血迹透到石膏表面，为了明确出血是否继续，可用铅笔勾画出血迹的边界，并注明时间。如发现血迹边界短时间内不断扩大，则提示有活动性出血的可能，应立即向医师报告并协助处理。

【护患沟通示范】

1. 操作前解释

您好，× × 先生。您的右足跟部骨折处已经复位好了，为了保护患部、防止骨折处再移位，现在需要打石膏固定，请您配合。

2. 操作中指导

× × 先生，我现在帮您在皮肤上包裹石膏衬垫，足踝处放置保护衬垫。在打石膏的过程中，如果您有什么不舒服，请及时告诉我。请您动一动脚趾。

3. 操作后嘱咐

××先生，石膏已经打好了。在石膏绷带固定期间，请将患肢置于抬高位，并按医护人员的要求及时进行功能锻炼，如果出现疼痛或不能活动等情况，请按床头呼叫器。我也会经常来看您的，请您先休息。

【知识拓展】

新型高分子石膏绷带

近年来，新型高分子石膏绷带在临床中得到广泛应用。与传统的石膏绷带相比较，新型高分子石膏绷带具有很多优点和先进性，例如具有较佳的柔韧性与可塑性，并且其断缘可保持整齐；固化前增加黏性时所需热水的温度适宜，石膏固化后收缩程度小，从而有效地消除了患者固定处皮肤缺氧、发紧等不良症状；操作简单方便；患者有较高的舒适度和轻松感；拆除时不产生大量粉尘。新型高分子石膏绷带为骨科各类型骨折患者在固定护理上提供了很大方便。

【操作考核评分标准】

【实训习题】

1. 肢体石膏固定后，缺乏功能锻炼，最容易导致的并发症是

   A. 骨折延期愈合　　B. 骨化性肌炎　　C. 关节僵硬

   D. 缺血性肌挛缩　　E. 创伤性关节炎

2. 不是石膏固定后并发症的是

   A. 骨筋膜隔室综合征　　B. 压疮　　C. 石膏综合征

   D. 失用综合征　　E. 深静脉血栓形成

3. 针对案例中的患者，石膏固定后护士嘱咐患者事项中不妥的是

   A. 患肢常做静力收缩训练

   B. 保持石膏清洁

   C. 平放肢体

   D. 患肢足趾可做伸屈活动

   E. 如有任何不适，及时告知医护人员

答案：1. C；2. E；3. C

三、夹板固定患者的护理
（以上肢夹板固定为例）

夹板固定疗法治疗骨折是利用与肢体外形相适应的特制夹板作为外固定物，结合现代医学运动学原理，间接固定骨折部位。夹板可用于治疗四肢长骨闭合性骨折，尤其是前臂

骨折、肱骨骨折、稳定的小腿骨折；若结合牵引，也可用于股骨骨折或其他不稳定骨折。夹板固定疗法采取动静结合的方法，既保持了骨折处的有效固定，又为肢体及全身的活动创造了条件，使骨折肢体在修复期内能进行适当的功能锻炼，利于骨折愈合且减少关节僵硬的发生。

【目的】

1. 维持固定，保持患肢的特殊体位。
2. 保护患部，减轻或消除患部的负重。

【实训目标】

1. 知识目标　学生能够描述夹板固定疗法的适应证、护理措施及注意事项。
2. 能力目标　学生能够熟练地完成夹板固定疗法的护理，能对患者及患者家属进行正确的健康指导。
3. 素质目标　学生具有高度的责任感，能与患者进行有效沟通。

【案例导入】

某患者，女性，45 岁，因不慎跌倒，右侧肢体直接着地，当即感右侧腕部剧烈、持续性疼痛，并伴有右腕部活动受限，以“右侧桡骨远端粉碎性骨折”收入骨科，完善相关检查，行右侧桡骨远端骨折夹板固定术。

【实训内容与操作要求】

步骤	操作内容		操作要点
核对、解释	核对患者信息，向患者及患者家属解释夹板固定的意义、目的、步骤及注意事项，使其配合治疗		
评估患者	评估是否属于四肢长管状骨闭合性骨折、肢体肿胀程度及血运情况、患者心理情况		
操作前准备	操作者	着装整洁，洗手，戴口罩	
	环境	关闭门窗，调节室温	
	用物	根据骨折部位及患者体形情况，选择合适的夹板、大小合适的固定垫、绷带及布带、三角巾、护理记录单等（图 2-8-9）	
	患者	将局部皮肤擦洗干净，取舒适易操作体位	
操作过程	安置体位	协助医师摆放患肢体位	
	放置衬垫	患肢包裹衬垫	
	放置夹板并固定	在前臂掌侧、背侧、桡侧、尺侧分别安置夹板并用布带固定	先固定骨折处，后固定两侧。注意布带的松紧度，以能上下移动 1 cm 为度
	三角巾悬吊于颈部	应用三角巾托起，悬吊于胸前（图 2-8-10）	

续

步骤	操作内容	操作要点
操作后处理	安置患者，整理床单位 抬高患肢，观察是否发生并发症，及时调整 整理用物、洗手、记录	观察肢端血运、感觉、活动等，如有异常，及时告知

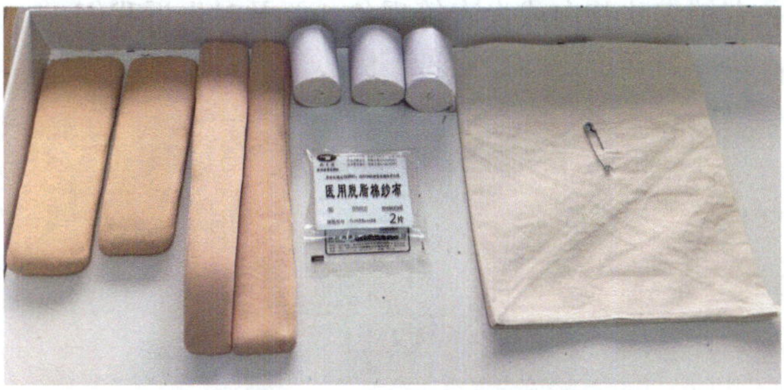

图 2-8-9　夹板固定用物

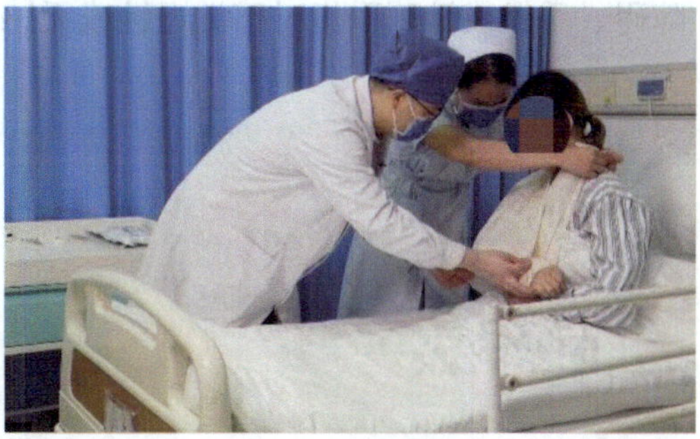

图 2-8-10　三角巾固定

【健康教育】

1. 告知患者应及早进行功能锻炼，并且遵循由轻到重、由少到多、循序渐进的原则，以防止出现肌肉萎缩、关节僵硬等并发症。

2. 患者平卧时，将患肢用体位垫或枕头抬高，使其高于心脏水平，以利血液回流，减轻肿胀。

3. 若不能自主活动手指，出现手指麻木、无感觉，末梢皮肤苍白或发青、皮肤温度较健侧低等情况，及时告知医护人员（图 2-8-11）。

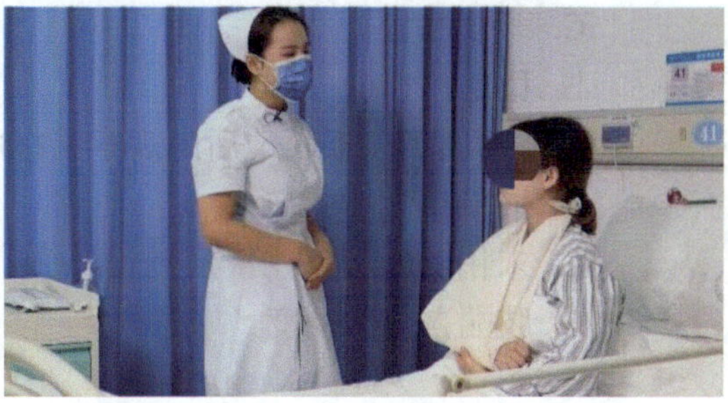

图 2-8-11　健康教育

【注意事项】

1. 皮肤有擦伤、水疱者，应先换药或抽空水疱，并用绷带包扎后再给予固定。

2. 若复位后 3~4 天内肢体肿胀明显，夹板内有压力上升的趋势，应每日将布带适当放松，随着肿胀的消退，再每日适当收紧布带，但仍以能上下移动 1 cm 为宜。

3. 如有下列情况时，禁忌使用夹板：开放性骨折、皮肤广泛擦伤、患肢极度肿胀且末梢已有循环障碍危象、骨折部有神经损伤症状、患者肥胖等。

【护患沟通示范】

1. 操作前解释

× × 女士，检查结果显示您的右侧腕部骨折，但没有移位，为了维持固定、防止骨折处移位，我现在要给您使用夹板固定疗法。请您配合。

2. 操作中指导

× × 女士，我现在帮您在皮肤上包裹衬垫，放置夹板。在我操作的过程中，如果您有什么不舒服，请及时告诉我。请您先动一动手指。

3. 操作后嘱咐

××女士，您的骨折部位已经固定好了，请您不要随意打开绑扎夹板的布带。卧床休息时，请您将患肢放于胸腹部，下床活动时，请将患肢用三角巾托起，悬吊于胸前。

固定治疗过程中，请您按医护人员的指导进行功能锻炼。如果出现患侧手臂疼痛、手指活动障碍、手触或针刺手指时感觉迟钝或无感觉、末梢皮肤苍白或发青等现象，要及时告诉我们。

【操作考核评分标准】

【实训习题】

1. 下列哪种情况可以使用夹板固定疗法

A. 患肢极度肿胀　　B. 末梢已有循环障碍危象

C. 开放性骨折　　D. 皮肤广泛擦伤

E. 稳定性骨折

2. 以下不属于夹板固定后的观察指标的是

A. 肢端感觉　　B. 局部皮肤弹性

C. 末梢皮肤颜色　　D. 局部皮肤温度

E. 肢端自主活动度

答案：1. E；2. B

第三章

急救护理实训

实训一　心肺复苏

心肺复苏是指对心搏、呼吸骤停患者采取现场紧急抢救措施（人工呼吸、胸外心脏按压等），使其循环、呼吸和大脑功能得以完全或部分恢复。患者一旦发生心搏、呼吸骤停，一定要争分夺秒进行抢救。临床研究证实，如果在心搏、呼吸骤停 4 分钟以内积极地实施了高质量的心肺复苏，有 50% 以上的患者能够抢救成功。如果心搏、呼吸骤停超过 10 分钟，仍然没有采取有效的心肺复苏，患者存活的概率非常小，几乎不到 5%。所以心肺复苏的目的及意义非常重要，一旦错过最佳时机，患者很有可能会丧失生命。有时候心搏、呼吸骤停时间过长，就算是抢救成功，最后可能也会导致脑缺血、缺氧，留下后遗症。

【目的】

1. 恢复循环、呼吸、大脑功能。
2. 抢救生命。

【实训目标】

1. 知识目标　学生能够说出心肺复苏的定义、目的及注意事项。
2. 能力目标　学生能够熟练地完成心肺复苏操作流程，能对普通民众进行心肺复苏培训。
3. 素质目标　学生具备高度的责任感、争分夺秒的急救意识，能对患者实施人文关怀。

【案例导入】

某患者，男性，60 岁。平素有心脏病病史。晚饭后在家中看电视时患者突然失去意识，经家属拨打 120，医护人员赶到现场，患者没有脉搏、呼吸，瞳孔散大。两位医护人员持续进行心肺复苏 40 分钟，并进行 5 次电除颤后，患者渐渐恢复了心脏搏动，接着恢复了意识和自主呼吸。

【实训内容与操作要求】

步骤	操作内容	操作要点
环境评估	快速判断施救环境是否安全	
判断与呼救	判断意识（图 3-1-1），5 秒内完成，报告结果 同时判断呼吸、大动脉搏动情况（图 3-1-2）（5~10 秒），报告结果 立即呼救	轻拍双肩，双耳边大声呼喊
安置体位	将患者安置于硬板床，取仰卧位，去枕，使头、颈、躯干在同一轴线上，双手放于两侧，身体无扭曲（图 3-1-3）	
心脏按压	施救者一般位于患者右侧 解开衣领、腰带，暴露患者胸、腹部（图 3-1-4） 按压部位：胸骨中、下 1/3 交界处（图 3-1-5） 按压方法：以掌根部为着力点，双手掌根部重叠，手指翘起，不接触胸壁，上半身前倾，两臂伸直，垂直向下用力（图 3-1-6） 按压幅度：胸骨下陷 5~6 cm 按压频率：100~120 次 / 分	按压时双手臂旋内、绷直，着力点为掌根，按压与放松时间比例为 1 ∶ 1
开放气道	检查口腔，清除口腔异物 取出活动义齿（口述） 检查颈部有无损伤，根据不同情况采取合适的方法开放气道（图 3-1-7）	
人工呼吸	捏住患者鼻孔，口对口用力吹气，直至患者胸廓抬起（图 3-1-8） 吹气的同时观察胸廓情况 连续 2 次 心脏按压与人工呼吸之比为 30 ∶ 2，连续 5 个循环	自然吸一口气后口对口吹气就行，避免过度通气
判断复苏效果	操作 5 个循环后，判断并报告复苏效果： 颈动脉搏动恢复 自主呼吸恢复 散大的瞳孔缩小，对光反射存在 收缩压大于 60 mmHg（体现测血压动作） 面色、口唇、甲床和皮肤色泽转红	
整理记录	洗手，记录患者病情变化和抢救情况	

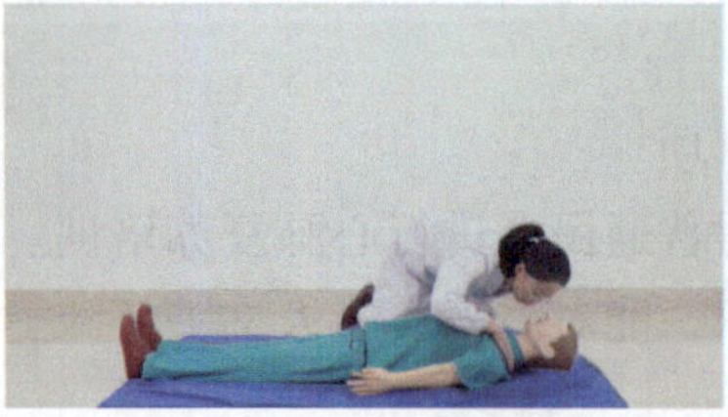

图 3-1-1　判断意识

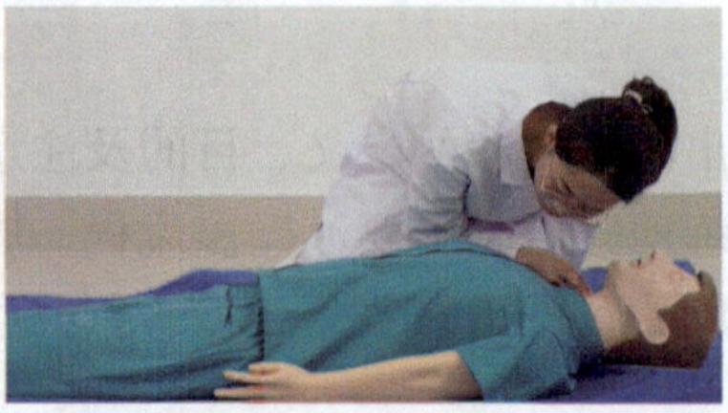

图 3-1-2　判断呼吸、大动脉搏动情况

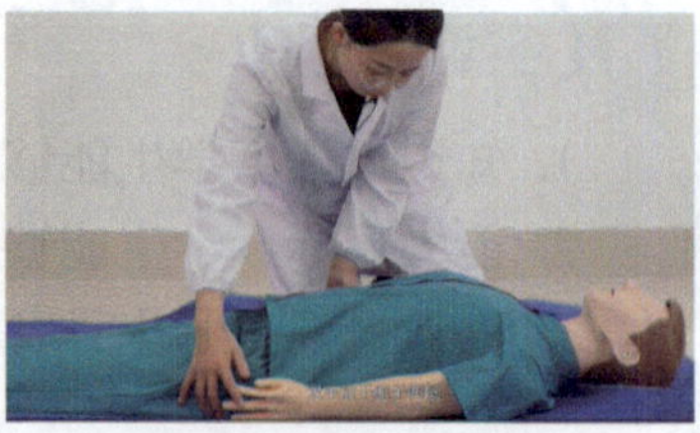

图 3-1-3　安置体位

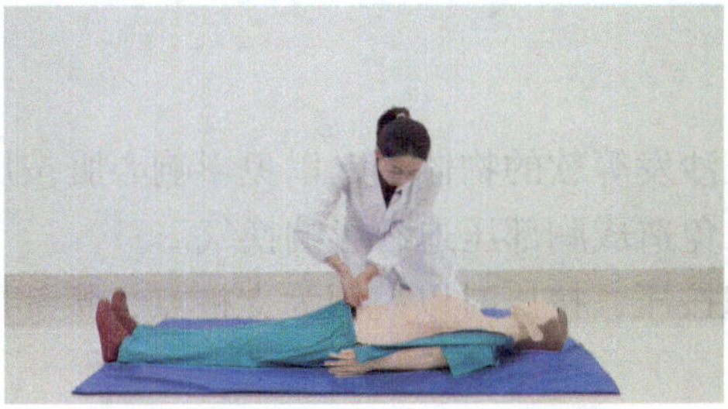

图 3-1-4　充分暴露胸、腹部

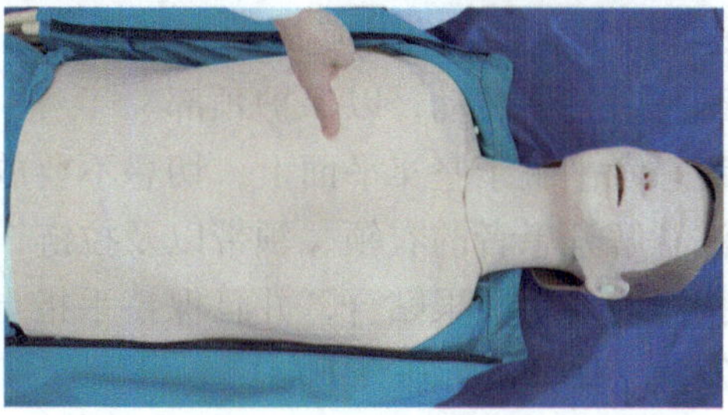

图 3-1-5　按压部位

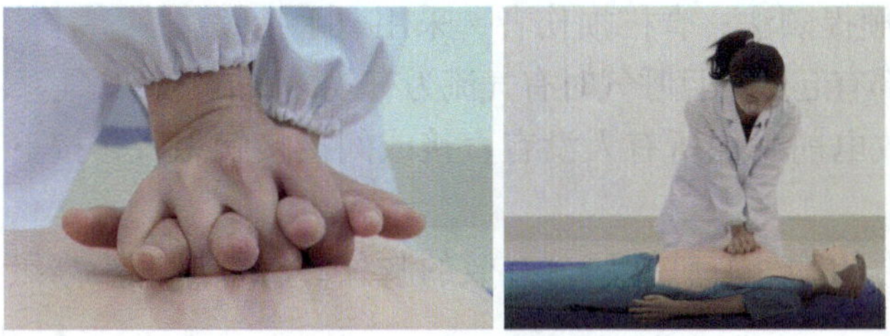

图 3-1-6　胸外心脏按压

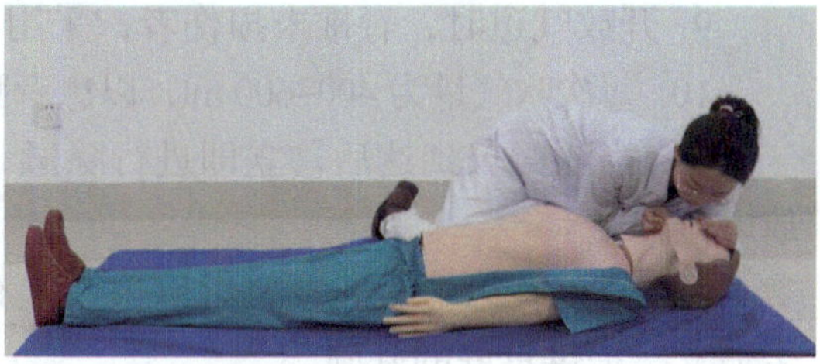

图 3-1-7　开放气道

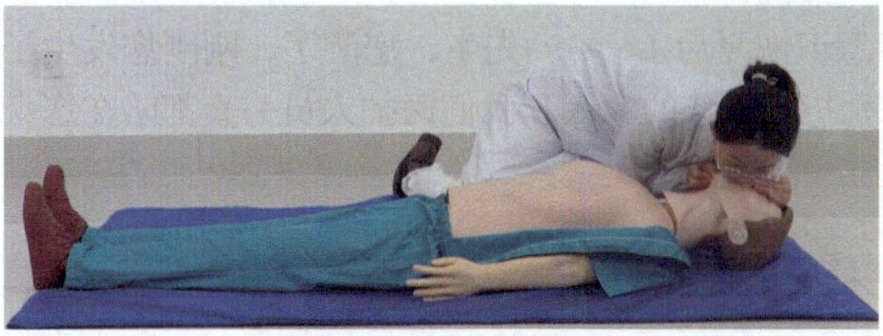

图 3-1-8　人工呼吸

【健康教育】

1. 如果心搏骤停的危险因素仍然存在，那么就需要患者家属和患者本人引起重视，减少一切可能增加风险的活动，戒烟、戒酒。有必要时让家属参加心肺复苏的培训课程，并加强陪护。对于那些危险因素在就医时已经消除的患者，在健康教育时注重随访恢复、已有慢性病的二级预防以及不良生活习惯的改变。恢复期患者活动以不引起症状为宜。根据病情逐渐增加活动量。

2. 注意保暖，避免受凉，以加盖棉被为宜。因局部血液循环不良，皮肤抵抗力弱，感觉迟钝，不能使用热水袋，以免发生烫伤。做好口腔和皮肤护理，预防口腔感染和压疮的发生。

3. 针对原发病用药，预防心搏骤停的发生，若突然出现不适，应及时告知医务人员。实施持续心电监护、心脏电复律或人工心脏起搏。

4. 保持排便通畅，勿用力，必要时予轻泻药。

5. 针对病因，积极预防用药，定期门诊复查。

【注意事项】

1. 首先进行评估，确认现场环境安全后快速到患者身边。

2. 急救与呼救同等重要，启动现场急救程序，拨打 120，清楚、准确地说出患者目前表现、所处详细地点，并且呼唤周围人帮忙。

3. 翻身时整体转动，以保护颈部。

4. 使患者平躺于坚实平面上，切忌不要放在沙发等软的物体上，以免影响心脏按压效果。

5. 注意解开患者的衣领、领带以及拉链，以免造成胸部压迫，影响换气。

6. 按压时双手掌根贴合，并且保持手指上翘按压，按压时以髋部为支柱点，腰部用力，双肩正对双手，双肩和肘垂直下压。

7. 按压的深度为 5~6 cm，但对于老年人，按压深度应逐渐加深，防止肋骨骨折。

8. 按压和放松时间为 1 ∶ 1。

9. 开放气道时，脊椎未损伤者，采用压额提颏法；脊椎损伤者，采用双手抬颌法。

10. 每次吹气量为 400~600 ml，以患者胸部有起伏并且呼气时有气流为有效，不能过度吹气。

11. 当除颤仪到达后，立即进行除颤，放电前确保所有人没有直接或间接接触患者，按下放电按钮。

12. 应该在第一时间给患者以快速、有力的胸外心脏按压，有效的胸外心脏按压可为高级生命支持提供良好的基础。

【护患沟通示范】

操作后嘱咐（患者意识恢复后）：×× 先生，您醒了，刚刚您发生了点意外，经过我们的处理，您已经好多了，您别担心，您的家人和我们医护人员一直都陪在您身边，有需要请叫我。

【操作考核评分标准】

【实训习题】

A1 型题

1. 关于人工呼吸的方法，下列错误的是

A. 首先必须通畅气道　　B. 吹气时不要按压胸廓

C. 吹气时捏紧患者鼻孔　　D. 吹气 2 次

E. 吹气时间小于 1 秒

2. 关于心脏按压，哪项是错误的

A. 按压比放松的时间长 1 倍

B. 按压部位在胸骨中、下 1/3 交界处

C. 按压部位的定位先确定双乳头连线

D. 按压频率为 100~120 次 / 分

E. 按压与放松时，重叠的掌根不能离开胸骨定位点

3. 关于心脏按压，哪项是错误的

A. 单人复苏 30 ∶ 2　　B. 双人复苏 30 ∶ 2

C. 按压深度成人为 5~6 cm
D. 按压应平稳，不能间断
E. 按压部位在剑突处

4. 判断患者有无脉搏，下列哪项是正确的
A. 同时触摸双侧颈动脉
B. 触摸颈动脉时，用力不要过大
C. 检查时间不得短于 10 秒
D. 不能触摸股动脉
E. 颈动脉搏动点在胸锁乳突肌外缘

5. 简易人工呼吸器 1 次可挤压入肺的空气量为
A. 100~200 ml
B. 300~400 ml
C. 500~1000 ml
D. 1200~1500 ml
E. 1800~2000 ml

6. 患者心肺复苏后，脑复苏的主要措施是
A. 维持有效循环
B. 确保呼吸道通畅
C. 降温和脱水疗法
D. 加强基础护理
E. 治疗原发疾病

7. 关于成人胸外心脏按压的操作，下列错误的是
A. 患者仰卧，背部垫板
B. 急救者用手掌根部按压
C. 按压部位在患者心尖区
D. 使胸骨下半段及其相邻的软骨下降 5~6 cm
E. 按压要有节律，频率为 100~120 次 / 分

8. 简单而迅速地确定心搏骤停的指标是
A. 呼吸停止
B. 血压下降
C. 瞳孔散大
D. 意识消失，无大动脉搏动
E. 呼之不应

9. 判断口对口人工呼吸法是否有效，首先观察
A. 口唇发绀是否改善
B. 瞳孔是否缩小
C. 吹气时阻力大小
D. 看到患者胸廓升起
E. 剑突下隆起

10. 胸外心脏按压的位置是
A. 剑突下
B. 胸骨左侧第 4 肋间
C. 上胸部
D. 胸骨中、下 1/3 交界处
E. 锁骨中线第 4 肋间

11. 胸外心脏按压时，每分钟按压次数至少为
A. 50 次
B. 80 次
C. 100 次
D. 120 次
E. 130 次

A2 型题

12. 某患儿，6 岁，在公园玩耍时不慎溺水窒息，呼吸、心搏骤停，急救的首要步骤是
A. 加压给氧
B. 挤压简易呼吸器
C. 清除呼吸道异物
D. 肌内注射呼吸兴奋药
E. 胸外心脏按压

13. 某患儿，在家中进食时突发吸气性呼吸困难伴刺激性干咳，最可能的原因是
A. 哮喘发作　　B. 自发性气胸　　C. 气管异物
D. 肺水肿　　E. 心衰

14. 某患者，无意识和呼吸，以下哪项是确保心搏骤停患者呼吸道通畅的正确位置
A. 头后仰颈过伸　　B. 平卧位，去枕　　C. 侧卧位
D. 头低足高位　　E. 俯卧位，头偏向一侧

答案：1. E；2. A；3. E；4. B；5. C；6. A；7. C；8. D；9. D；10. D；11. C；12. C；13. C；14. A

实训二　海姆立克急救法

海姆利希手法（海姆立克急救法）是一种非常实用的急救方法，当食物、异物等导致呼吸道梗阻引起呼吸困难时，快速有力冲击上腹部膈下软组织，进而压迫双肺底部，从而使肺部残留气体形成一股气流，冲出堵在气管的食物或异物，解除气道梗阻，挽救生命。

【目的】

1. 解除气道梗阻，恢复呼吸。
2. 抢救生命。

【实训目标】

1. 知识目标　学生能够描述气道完全梗阻的表现。
2. 能力目标　学生能够熟练地完成海姆立克急救法，能对患者及患者家属进行正确的健康指导。
3. 素质目标　学生具有高度的责任感、争分夺秒的急救意识，能对患者实施人文关怀。

【案例导入】

某患者，男性，20岁，某大学学生。患者与同学在学校食堂吃饭时，因争抢东西，追逐打闹，被脆皮肠噎住，当场说不出话，两手紧握喉咙，呼吸急促且声音较大。危急时刻，在食堂就餐的校医务室护士立马起身，沉着冷静地利用海姆立克急救法使患者获救。

【实训内容与操作要求】

步骤		操作内容	操作要点
成人（立位腹部冲击）	评估患者	判断气道是否完全梗阻，了解患者是否能讲话、咳嗽	
	调整体位	帮助患者站立，双腿分开，弯腰，身体略前倾。施救者站在患者背后，呈弓步，一条腿置于患者两腿之间。两手臂环绕患者的腰部，类似于将患者拎起来（图3-2-1）	

续

步骤		操作内容	操作要点
成人（立位腹部冲击）	定位	施救者一只手握拳，将拳头的拇指一侧放在患者胸廓下方、脐上方的上腹部中央（图 3-2-2）	
	（立位腹部冲击	施救者再用另一只手包住拳头，快速向内上方冲击5次，压迫患者上腹部。如异物未排出，反复多次，直至排出异物（图 3-2-3）	按压时向内、向上用力，切记用力方向不能向肋骨方向
3 岁以下婴幼儿	评估患儿	判断气道是否完全梗阻，了解患儿是否能讲话、咳嗽	
	施救过程	施救者取坐位（图 3-2-4）或跪位	
		一只手托住患儿颈部，使患儿躺在前臂上；另一只手中指和示指放在患儿胸骨中、下 1/3 处，快速向上压迫，但动作宜轻柔。重复操作，直至异物排出（图 3-2-5）	适当用力
		如经上述操作，异物仍未排出，则施救者一只手捏住患儿颧骨，手臂贴着患儿前胸；另一只手托住患儿后颈部，使其面部朝下，趴在施救者前臂（图 3-2-6），用掌根部或手指拍击患儿背部两肩胛骨之间或胸骨柄 1~5 次（图 3-2-7），并观察患儿是否将异物吐出，背部拍击和胸部按压交替进行，直至异物排出	
操作后处理		交代注意事项，洗手、记录	

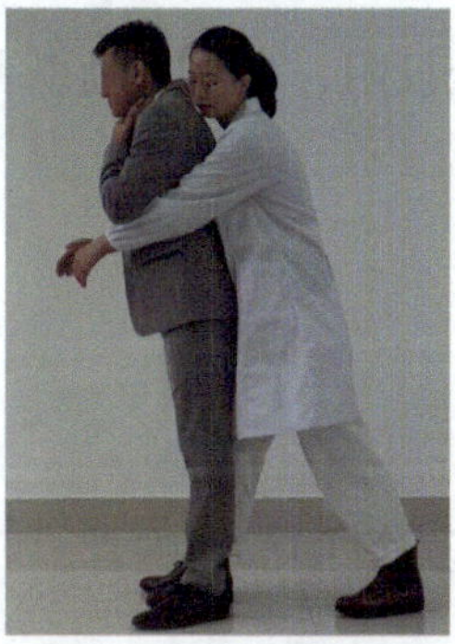
图 3-2-1　施救前体位准备

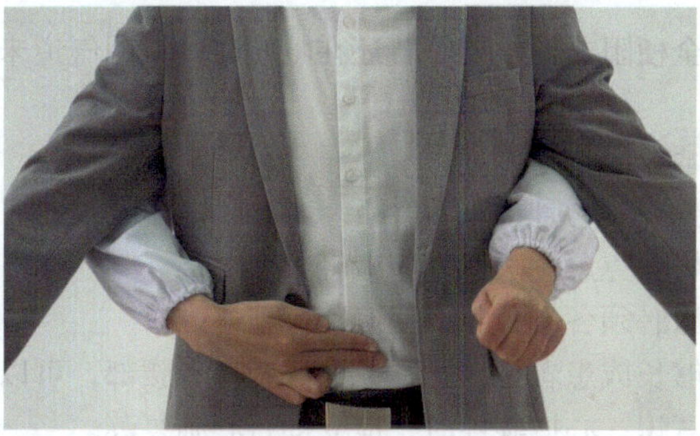
图 3-2-2　定位过程

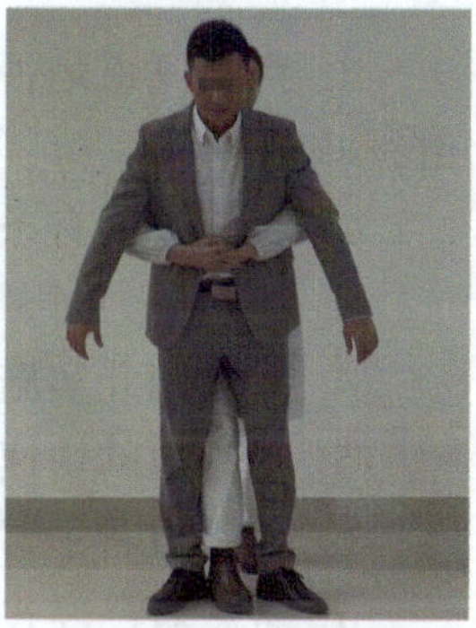
图 3-2-3　按压

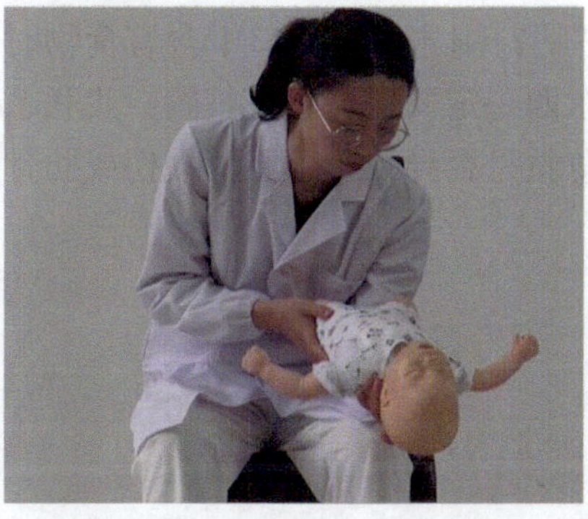
图 3-2-4　抢救婴幼儿体位准备

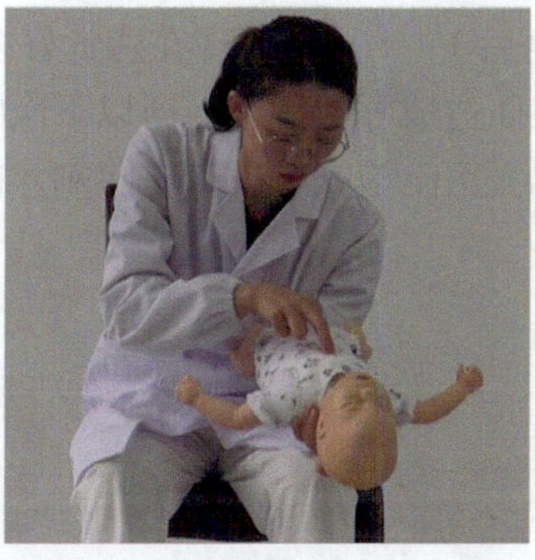
图 3-2-5　抢救婴幼儿按压定位

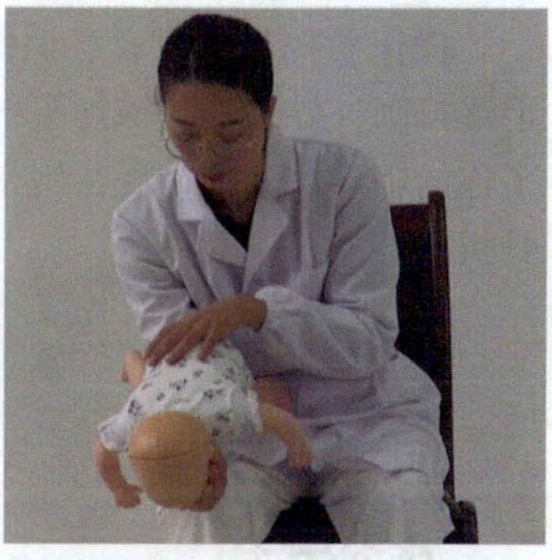
图 3-2-6　背部拍击体位准备

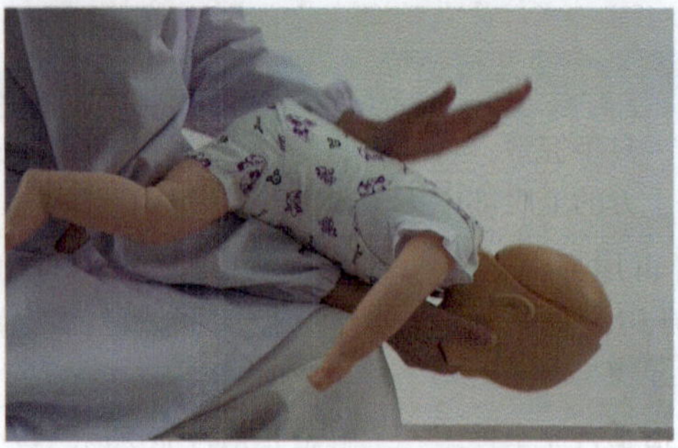

图 3-2-7　拍击背部

【健康教育】

气管异物梗阻的预防：

1. 将食物切成小块。
2. 进食时应充分咀嚼，避免嬉闹、大笑。
3. 婴幼儿进食应避开哭闹时，避免进食汤圆、花生粒等食物。
4. 禁止婴幼儿将小玩具放入口中。
5. 就医进行 X 线检查排除是否有腹部脏器损伤或肋骨骨折。

【注意事项】

1. 判断气道是否完全梗阻非常重要，若还在呛咳，则说明气道未完全梗阻，那么鼓励患者继续咳嗽。
2. 实施过程有条不紊、争分夺秒。
3. 向上用力时，不要挤压肋骨，以防骨折。
4. 对婴幼儿实施海姆立克急救法时，应减轻力度。
5. 每一次的快速按压必须各自分开而明确。
6. 若施救者手臂不够长或患者是孕妇，无法环绕患者腰部，可以按压双乳中部的胸骨。
7. 若患者已经丧失意识、心搏骤停时，应立即行心肺复苏。

【护患沟通示范】

操作后嘱咐（患者意识恢复后）：××，你现在感觉好多了吧？刚才由于你口中含有食物时追逐打闹，导致食物掉到了气道而造成呼吸困难，所以下次吃东西一定要避免嬉笑打闹，我联系了你的辅导员老师，现在她带你去医院检查一下，排除刚才的急救是否导致腹部脏器损伤或肋骨骨折。

【操作考核评分标准】

【实训习题】

（一）填空题

1. 海姆立克急救法的原理是（　　）。

2. 实施海姆立克急救法，拳心向内按压于患者的（　　），使患者处于前倾位，头部略低，口要张开，有利于（　　）。

3. 海姆立克急救法应用于极度肥胖者及妊娠期妇女时，应当采用（　　）。

4.（　　）时，可判断患者气道完全梗阻。

5. 海姆立克急救法应用于婴幼儿时，施救者用（　　）冲击（　　）1~5 次。

（二）选择题

成人使用海姆立克急救法，操作步骤的 3 个要点是

A. 弓步、握拳、冲击 3 次　　B. 丁字步、握拳、冲击 5 次

C. 马步、握拳、冲击 3 次　　D. 马步、握拳、冲击 5 次

E. 弓步、握拳、冲击 5 次

答案：

（一）填空题

1. 快速有力冲击腹部膈下软组织，压迫双肺底部，从而使肺部残留气体形成一股气流，冲出堵在气管的食物或异物，解除气道梗阻

2. 脐和剑突之间　食物或异物排出

3. 胸部冲击法

4. 患者两手紧握喉咙，说不出话，呼吸急促且声音较大，口唇、皮肤发紫，严重时丧失意识

5. 掌根部或手指　背部两肩胛骨之间或胸骨柄

（二）选择题

E

实训三　止血与包扎

止血与包扎是外伤救护的基本技术。外伤救护时，良好的效果在很大程度上与及时、准确的现场急救及处理密切相关。正确的现场急救能减轻患者的痛苦，预防和减轻并发症，为医院的进一步治疗奠定良好的基础。因此，正确的现场急救是医护人员必须掌握的技能。

【目的】

1. 压迫止血，减轻疼痛。

2. 保护伤口，预防伤口再次污染。

3. 固定敷料和骨折位置。

【实训目标】

1. 知识目标　学生根据临床表现能正确判断出血的种类及严重程度，能选用合适的方式进

行止血及包扎。

2. 能力目标　学生能熟练使用常用止血、包扎方法。

3. 素质目标　学生具有高度的责任感和使命感，充分意识到时间就是生命，且能对患者实施人文关怀。

【案例导入】

某患者，男性，53 岁，职业：农民。主诉“右前臂疼痛、肿胀、淤青，右手腕出血 5 小时余”。5 小时前患者骑三轮车不慎摔倒，伤及右前臂，右手腕出血、疼痛、肿胀。当时无头痛、头晕，无明显恶心、呕吐症状。经家属陪同至急诊科。体格检查：T 36.8 ℃，P 69 次 / 分，R 20 次 / 分，BP 148/80 mmHg。神志清楚，排便正常。

【实训内容与操作要求】

<table>
<tr><th>步骤</th><th colspan="2">操作内容</th><th>操作要点</th></tr>
<tr><td>核对、解释</td><td colspan="2">核对患者信息，向患者解释止血与包扎的目的</td><td>确保环境安全</td></tr>
<tr><td>评估患者</td><td colspan="2">评估患者生命体征、神志及意识情况
评估患者需要包扎伤口的部位及伤情，确定是否清创及包扎方法，正确选择用物
评估患者心理状况及合作程度</td><td>正确评估出血种类及出血量，确定包扎方法</td></tr>
<tr><td rowspan="4">操作前准备</td><td>操作者</td><td>着装规范，洗手、戴口罩及手套</td><td rowspan="4"></td></tr>
<tr><td>环境</td><td>安全、整洁、安静，温度适宜</td></tr>
<tr><td>用物</td><td>无菌容器内盛无菌敷料（棉垫、纱布）、聚维酮碘消毒液、生理盐水、棉签、绷带、胶带、伤情记录卡等</td></tr>
<tr><td>患者</td><td>坐位面对操作者，暴露受伤部位</td></tr>
<tr><td rowspan="2">操作过程</td><td colspan="2">1. 指压法止血、包扎
用手指按压出血伤口肢体近心端的动脉，将动脉压向深部的骨上，以阻断血流；伤口用生理盐水冲洗并用聚维酮碘消毒液消毒；将无菌敷料盖在伤口上，用三角巾或绷带加以适当压力包扎，以能适度控制出血但不影响受伤部位血液循环为度</td><td></td></tr>
<tr><td colspan="2">2. 绷带包扎法
（1）绷带环形法：是绷带包扎法中最基本、最常用的方法，适用于一般小伤口清洁后的包扎，还适用于颈部、头部、腿部、胸部、腹部等处的包扎。方法：第一圈环绕稍作斜状，第二圈、第三圈作环形，并将第一圈斜出的一角压于环形圈内，这样固定更牢靠一些。最后用胶布将尾端固定，或将尾部剪开，两头打结（图 3-3-1）
（2）绷带蛇形法：多用于夹板的固定。方法：先将绷带环形法缠绕数圈固定，然后按绷带的宽度做间隔的斜着上缠或下缠即成（图 3-3-2）
（3）绷带螺旋法：多用于粗细均匀的地方。方法：先按环形法缠绕数圈固定，然后上缠盖住前一圈的 1/3 或 2/3 成螺旋状，最后将绷带末端剪成两半，打方结固定</td><td>包扎卷轴绷带前要先处理好患部，并放置无菌敷料
包扎时，展开绷带的外侧头，背对患部，一边展开，一边缠绕。无论何种包扎形式，均应环形起，环形止，松紧适宜，平整、无褶
结应打在伤口对侧，不应压在伤口之上
有的绷带无需打结固定，包扎后可自行固定</td></tr>
</table>

续

步骤	操作内容	操作要点
操作过程	（4）“8”字形包扎法：常用于肩、肘、腕、髋、膝等关节部位。方法：在伤口上下，将绷带由下而上，再由上而下，重复做“8”字形环绕，每圈遮盖上一圈的1/3~1/2 （5）螺旋反折包扎法：用于上粗下细径圈不一致的部位，如前臂和小腿部。方法：先将绷带环形法缠绕患者受伤肢体处两圈固定，然后由下而上包扎肢体，每缠绕一圈折返一次，逐圈遮盖上一圈的1/3~1/2。折返时按住绷带上面正中央，用另一只手将绷带向下折返，再向后绕并拉紧。最后以环形法包扎结束 （6）回返包扎法：是适用于头部、肢体末端、断肢残端等处的包扎方法。方法：先将绷带环形法缠绕，缠绕患者受伤肢体处两圈固定，然后来回反折，遮盖上一次返回的1/3~1/2。最后以环形法包扎结束	
操作后处理	观察、询问患者有无疼痛，了解患肢末梢循环、感觉、知觉及活动情况，观察绷带有无渗血、渗液等情况 协助患者取舒适体位，将肢体置于功能位 洗手，记录包扎肢体的血液循环情况	

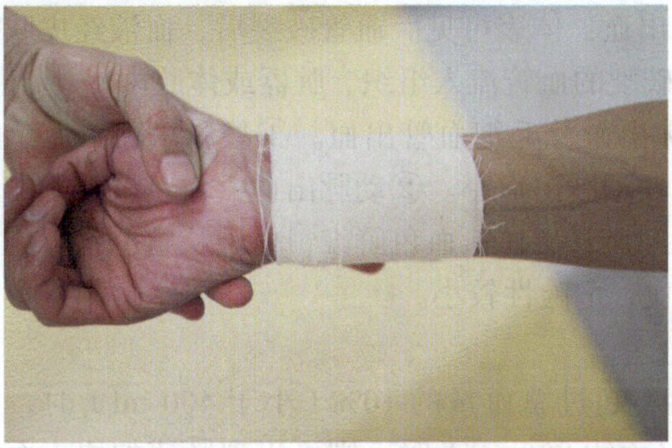

图 3-3-1　绷带环形包扎法

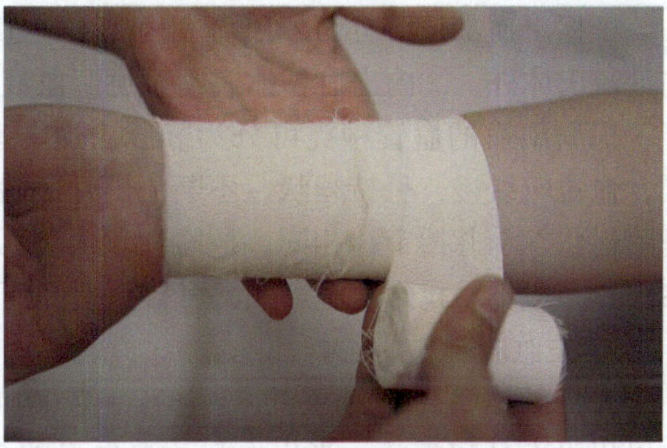

图 3-3-2　绷带蛇形包扎法

【健康教育】

1. 嘱患者抬高患肢以减轻水肿及疼痛，患肢保持功能位。

2. 嘱患者如有任何不适症状，应立即告知医护人员。

3. 待患者病情基本稳定后，在家属心情也较平稳的情况下，向患者及患者家属介绍自己及相关医护人员的基本情况，以消除患者及患者家属对陌生环境的不安和紧张情绪。

【注意事项】

1. 包扎卷轴绷带前要先处理好患部，并放置无菌敷料。包扎时，展开绷带的外侧头，背对患部，一边展开，一边缠绕。无论何种包扎形式，均应环形起，环形止，松紧适当，平整、无褶。最后将绷带末端剪成两半，打方结固定。结应打在伤口的对侧，不应压在伤口之上。有的绷带无需打结固定，包扎后可自行固定。

2. 一般小动脉和静脉出血可用加压包扎止血法。较大的动脉出血应用止血带止血法。在紧急情况下，须先用压迫法止血，然后再根据出血情况改用其他止血法。

【护患沟通示范】

1. 操作前解释

××，您好！您的右手腕有一个 3 cm×2 cm 大小软组织缺损创面，广泛渗血，局部肿胀。我需要先进行创面清洗、消毒后进行加压包扎以达到止血的目的。请您配合好吗？

2. 操作中指导

××，您好！请稍微抬一下您的手臂，以便我进行操作，只为更快地完成包扎、止血工作。

3. 操作后嘱咐

包扎已完成，止血效果明显。如您有任何不适，比如患肢麻木或伤口有渗血等情况，请立即告知我好吗？

【知识拓展】

1. 出血的种类

根据出血部位可分为外出血和内出血。①外出血：体表可见。血管破裂后，血液经皮肤损伤处流出体外。②内出血：体表不可见。血液由破裂的血管流入组织、脏器或体腔内。

根据出血的血管种类可分为静脉出血、动脉出血及毛细血管出血。①静脉出血：血色暗红，血流较缓慢，呈持续状，不断流出，危险性较动脉出血小。②动脉出血：血色鲜红，出血呈喷射状，与脉搏节律相同，危险性较大。③毛细血管出血：血色鲜红，血液从整个伤口创面渗出，一般不易找到出血点，常可自行凝固而止血，危险性较小。

2. 失血的表现

人体的血液量占体重的 7%~8%，当失血量不超过总血量的 10%（小于 400 ml）时，机体可以没有任何症状。当失血量达总血量的 20%（约 800 ml）时，则可出现脉搏加快、血压下降等症状。患者常感到头晕、软弱无力，突然起立时可以产生晕厥，还有口渴、肢体冷感等表现。如果在短时间内丧失的血液量大于总血量的 40%（1500~2500 ml）时，就可能危及生命，患者有烦躁不安或神志不清、面色苍白、口唇发绀、呼吸困难、血压下降甚至测不到、脉压缩小、脉搏快而弱等休克表现，如果处理不当，会导致患者死亡。

3. 止血带止血法

止血带止血法适用于四肢外伤广泛出血及动脉破裂大出血。止血带通常采用弹力较好的橡皮管、橡皮带或气压止血带，也可选用大三角巾、布带、毛巾代替，用小木棍绞紧，使远端伤口停止渗血，动脉停止搏动后再固定绞棒。

操作方法及注意事项：

（1）止血带缠扎部位：缠扎止血带的标准位置上肢在上臂上 1/3，下肢在大腿上 1/3。止血带应尽量扎在紧靠伤口近侧的健康部位，有利于最大限度地保存肢体。如在上臂中、下 1/3 交界处缠扎止血带容易损伤桡神经，此处为缠扎禁区。前臂和小腿由于存在骨间动脉，不适合使用止血带止血。

（2）止血带的松紧要适宜：压力是使用止血带的关键。止血带的松紧应以出血停止，肢体远端不能摸到动脉搏动为度。若止血带过松，只能压住静脉，使静脉血液回流受阻，反而会加重出血。使用充气止血带止血时，成人上肢止血带压力不超过 300 mmHg，下肢止血带压力不超过 500 mmHg。如果患者为老年人、儿童或者身体状况比较特殊，应降低一半左右的压力。

（3）持续时间：原则上，应尽量缩短使用止血带的时间，一般情况下可允许使用 1 小时左右，最长不得超过 3 小时。记录使用止血带的时间，每隔 1 小时放松 1~2 分钟。

（4）止血带的解除：在输液、输血和准备好有效的止血手段后，在密切观察下放松止血带。若止血带缠扎过久，组织已发生明显、广泛坏死时，在截肢前不宜放松止血带。

（5）止血带不可直接缠扎在皮肤上，应垫 2~3 层纱布，可以用三角巾、毛巾、衣服等替代。橡皮止血带容易过紧或过松，导致止血效果不明显。

（6）使用止血带时要求有明显标识，说明使用时间和部位。

（7）使用止血带易发生的错误：①对可用其他方法止血的患者滥用止血带。②使用绳索、布条等不合格的止血带代用品，不仅不能起到止血作用，反而会造成局部伤害。③止血带压力不足，未能阻断动脉血流，却造成静脉回流障碍，反而加重出血。④止血带压迫过紧，引起周围神经损伤。⑤缠扎部位和方法不当，导致止血效果不佳，甚至促使局部皮肤损害或肢体坏死。

（8）桡神经是臂丛神经最大的分支，起自臂丛后索，向下绕过肱骨桡神经沟，绕肱骨中段背侧旋向外下，至肘部在肱肌和肱桡肌之间分为浅、深两支。若在上臂中、下部使用止血带，常会导致桡神经损伤。

4. 指压法止血

指压法止血是指较大的动脉出血后，用手指、手掌或拳头压迫出血区域近侧动脉干，暂时性控制出血（图 3-3-3）。压迫点应放在易于找到的动脉径路上，压向骨骼，才能有效控制血流。

（1）颞浅动脉压迫止血法：适用于头顶及颞部动脉出血。

操作方法：用拇指或示指在耳前正对下颌关节处用力压迫。

（2）颌外动脉压迫止血法：适用于肋部及颜面部出血。

操作方法：用拇指或示指在下颌角前约半寸外，将动脉血管压于下颌骨上。

（3）颈动脉压迫止血法：常在头、颈部大出血而采用其他止血方法无效时使用。

操作方法及注意事项：在气管外侧，胸锁乳突肌前缘，将伤侧颈动脉向后压于第五颈椎上。禁止双侧同时压迫。

（4）锁骨下动脉压迫止血法：适用于腋窝、肩部及上肢出血。

操作方法：用示指在锁骨上窝摸到动脉搏动处，以示指向下、内方压向第一肋。

（5）肱动脉压迫止血法：常用于手、前臂及上臂下部的出血。

操作方法：在患者上臂的前面或后面，用拇指或四指压迫上臂内侧动脉血管。

注意事项：一般小动脉和静脉出血可用加压包扎止血法。较大的动脉出血应用止血带止血。在紧急情况下，须先用压迫法止血，然后再根据出血情况改用其他止血法。

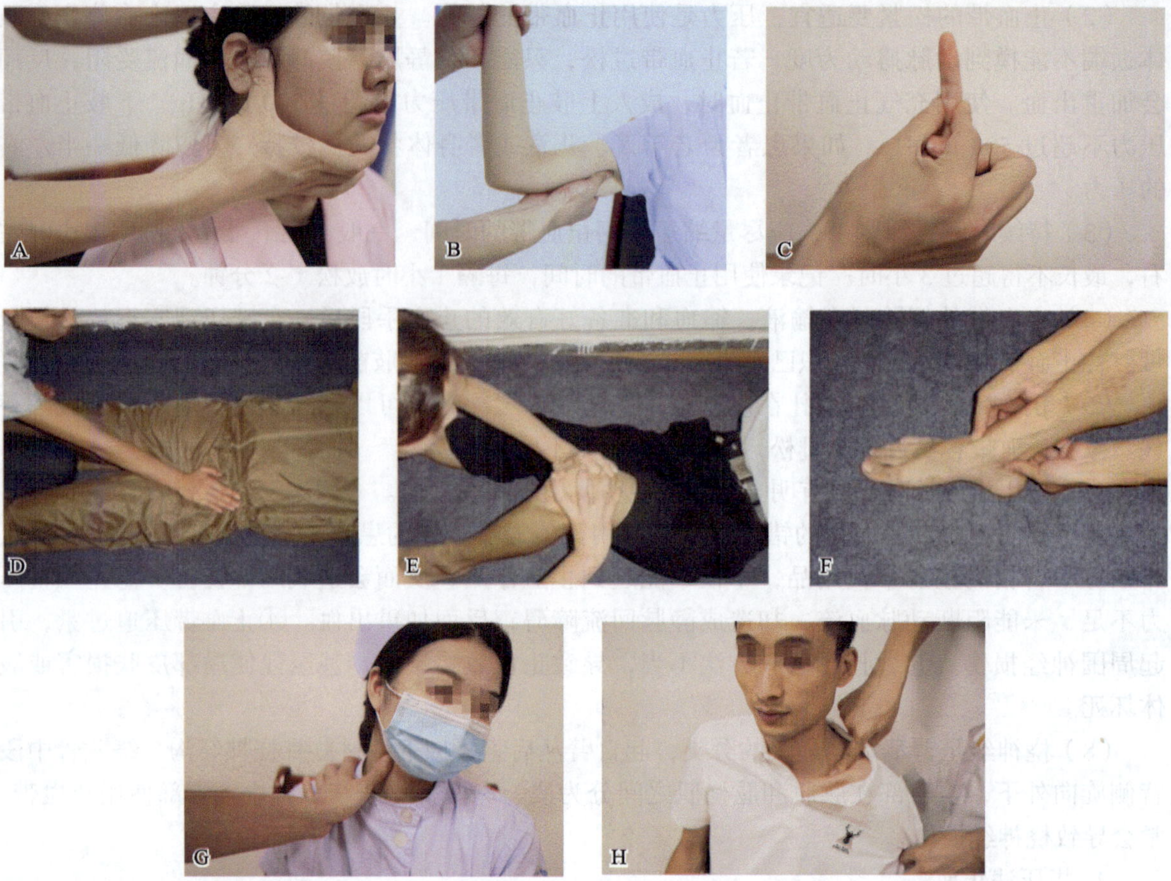

图 3-3-3 指压法止血

A. 颞浅动脉；B. 肱动脉；C. 指动脉；D. 股动脉；E. 腘动脉；F. 足背、胫后动脉；G. 颈动脉压迫点；H. 锁骨下动脉压迫点

5. 加压包扎止血法

加压包扎止血法（图 3-3-4）主要用于四肢小动脉或静脉出血。头皮下出血多数患者也可通过加压包扎达到止血目的。

操作方法及注意事项：伤口覆盖无菌敷料后，用消毒纱布或干净的手帕、毛巾、衣物等折叠成相应大小的衬垫附于无菌敷料上，然后用三角巾或绷带进行加压包扎，以能适度控制出血，但不影响受伤部位血液循环为度，嘱患者不要做剧烈的运动，以免伤口再次裂开。

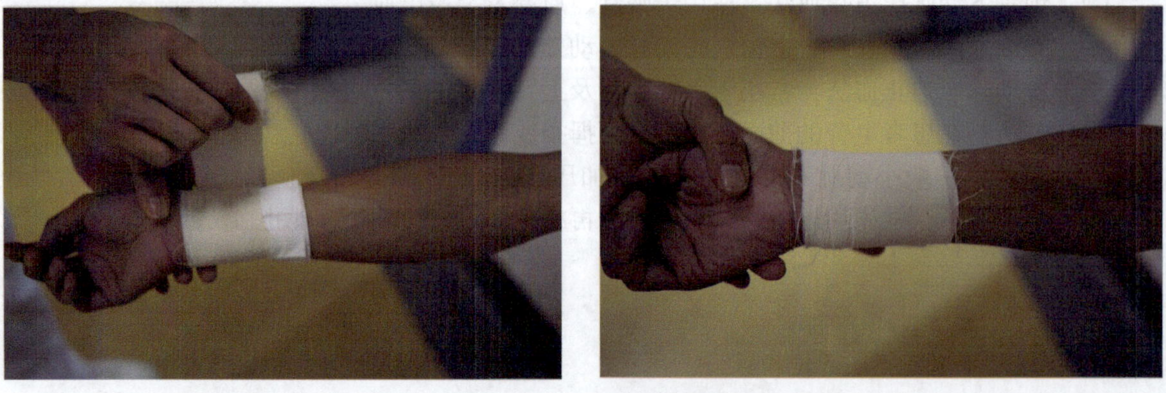

图 3-3-4 加压包扎止血法

6. 强屈关节止血法

前臂和小腿动脉出血时，如无合并骨折、脱位，可强屈肘关节或膝关节，以达到止血目的（图 3-3-5）。

操作方法及注意事项：在腋窝、肘关节、腘窝、大腿根部加垫屈肢，再用绷带或三角巾缚紧固定肢体于屈曲位，可控制关节远端血流，适用于四肢出血，但有骨折时禁用此法。

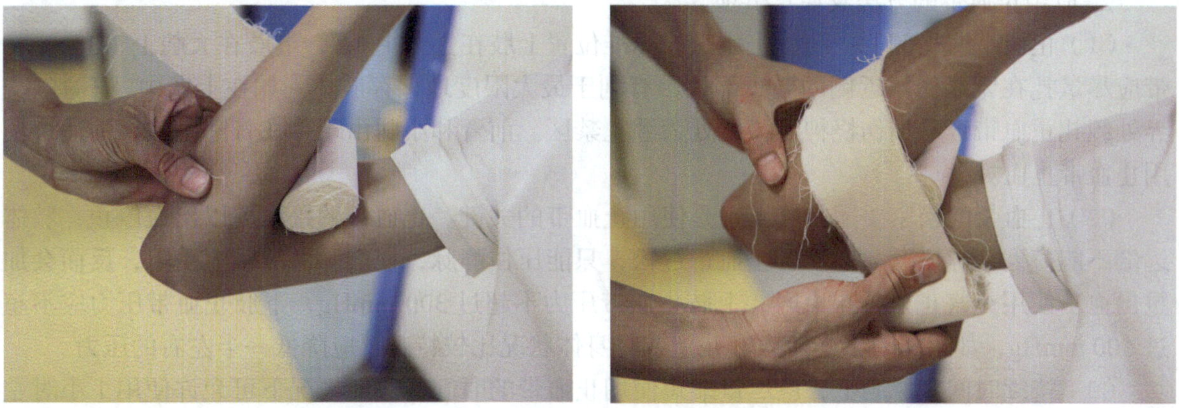

图 3-3-5 强屈关节止血法

【操作考核评分标准】

【实训习题】

1. 如何判断出血的种类及出血量？
2. 应用止血带的方法及注意事项有哪些？
3. 指压法止血的适应证、操作方法及注意事项是什么？

答案：

1. 出血的种类及出血量

（1）出血的种类

1）根据出血部位，可分为外出血和内出血。①外出血：体表可见。血管破裂后，血液经皮肤损伤处流出体外。②内出血：体表不可见。血液由破裂的血管流入组织、脏器或体腔内。

2）根据出血的血管种类，可分为静脉出血、动脉出血及毛细血管出血。①静脉出血：血色暗红，血流速度较缓慢，呈持续状，不断流出，其危险性较动脉出血小。②动脉出血：血色鲜红，出血呈喷射状，与脉搏节律相同，危险性较大。③毛细血管出血：血色鲜红，血液从整个伤口创面渗出，一般不易找到出血点，常可自行凝固而止血，危险性较小。

（2）出血量的判断及相关表现

人体的血液量占体重的 7%~8%，当失血量不超过总血量的 10%（小于 400 ml）时，机体可以没有任何症状。当失血量达总血量的20%（约800 ml）时，则可出现脉搏加快、血压下降等症状；患者常感到头晕、软弱无力，突然起立时可以产生晕厥，还有口渴、肢体冷感等表现。如果在短时间内丧失的血液量大于总血量的40%（1500~2500 ml）时，就可能危及生命，患者有烦躁不安或神志不清、面色苍白、口唇发绀、呼吸困难、血压下降甚至测不到、脉压缩小、脉搏快而弱等休克表现，如果处理不当，会导致患者死亡。

2. 应用止血带的方法及注意事项

（1）止血带缠扎部位：缠扎止血带的标准位置上肢在上臂上1/3，下肢在大腿上1/3。止血带应尽量扎在紧靠伤口近侧的健康部位，有利于最大限度地保存肢体。如在上臂中、下1/3交界处缠扎止血带容易损伤桡神经，此处为缠扎禁区。前臂和小腿由于存在骨间动脉，不适合使用止血带止血。

（2）止血带的松紧要适宜：压力是使用止血带的关键。止血带的松紧应以出血停止，肢体远端不能摸到动脉搏动为度。若止血带过松，只能压住静脉，使静脉血液回流受阻，反而会加重出血。使用充气止血带止血时，上肢止血带压力不超过300 mmHg，下肢止血带压力应不超过500 mmHg，如果患者为老年人、儿童或者身体状况比较特殊，应降低一半左右的压力。

（3）持续时间：原则上，应尽量缩短使用止血带的时间，一般情况下可允许使用1小时左右，最长不得超过3小时。记录使用止血带的时间，每隔1小时放松1~2分钟。

（4）止血带的解除：在输液、输血和准备好有效的止血手段后，在密切观察下放松止血带。若止血带缠扎过久，组织已发生明显、广泛坏死时，在截肢前不宜放松止血带。

（5）止血带不可直接缠扎在皮肤上，应垫2~3层纱布，可以用三角巾、毛巾、衣服等替代。橡皮止血带容易过紧或过松，导致止血效果不明显。

（6）使用止血带时要求有明显标识，说明使用时间和部位。

（7）使用止血带易发生的错误：①对可用其他方法止血的患者滥用止血带。②使用绳索、布条等不合格的止血带代用品，导致不能起到止血作用，反而会造成局部伤害。③止血带压力不足，未能阻断动脉血流，却造成静脉回流障碍，反而加重出血。④止血带压迫过紧，引起周围神经损伤。⑤缠扎部位和方法不当，导致止血效果不佳，甚至促使局部皮肤损害或肢体坏死。

（8）桡神经是臂丛神经最大的分支，起自臂丛后索，向下绕过肱骨桡神经沟，绕肱骨中段背侧旋向外下，至肘部在肱肌和肱桡肌之间分为浅、深两支。若在上臂中、下部使用止血带，常会导致桡神经损伤。

3. 指压法止血的适应证、操作方法及注意事项

指压法止血是指较大的动脉出血后，用手指、手掌或拳头压迫出血区域近侧动脉干，暂时性控制出血。压迫点应放在易于找到的动脉径路上，压向骨骼，才能有效控制血流。

（1）颞浅动脉压迫止血法：适用于头顶及颞部动脉出血。

操作方法：用拇指或示指在耳前正对下颌关节处用力压迫。

（2）颌外动脉压迫止血法：适用于肋部及颜面部出血。

操作方法：用拇指或示指在下颌角前约半寸外，将动脉血管压于下颌骨上。

（3）颈动脉压迫止血法：常在头、颈部大出血而采用其他止血方法无效时使用。

操作方法及注意事项：在气管外侧，胸锁乳突肌前缘，将伤侧颈动脉向后压于第五颈椎上。禁止双侧同时压迫。

（4）锁骨下动脉压迫止血法：适用于腋窝、肩部及上肢出血。

操作方法：用示指在锁骨上窝摸到动脉搏动处，以示指向下、内方压向第一肋。

（5）肱动脉压迫止血法：常用于手、前臂及上臂下部的出血。

操作方法：在患者上臂的前面或后面，用拇指或四指压迫上臂内侧动脉血管。

注意事项：一般小动脉和静脉出血可用加压包扎止血法。较大的动脉出血应用止血带止血。在紧急情况下，须先用压迫止血法止血，然后再根据出血情况改用其他止血法。

实训四　固定与搬运
（以颈椎骨折为例）

固定、搬运是外伤救护的两项基本技术。外伤救护时，良好效果在很大程度上与及时、准确的现场急救和处理密切相关。正确的现场急救能减轻患者的痛苦，预防和减轻并发症，为医院的进一步治疗奠定良好的基础。因此，正确的现场急救是医护人员必须掌握的技能。

【目的】

1. 固定的目的是限制受伤部位的活动，减轻疼痛，防止再损伤，便于患者搬运。
2. 搬运的目的是及时、安全、迅速地将患者转移至安全地带，防止再次损伤。

【实训目标】

1. 知识目标　学生能复述外伤固定、搬运的操作方法及注意事项。
2. 能力目标　学生能熟练固定伤肢，安全搬运。
3. 素质目标　学生具有高度的责任感和使命感，充分意识到时间就是生命，且能对患者实施人文关怀。

【案例导入】

某患者，女性，32 岁，职业：导游。主诉“颈部疼痛、肿胀 2 小时余”。2 小时前患者在登山途中不慎摔倒，伤及头颈部，局部肿胀、疼痛，不能活动，无肉眼可见出血。当时无头晕、头痛，无明显恶心、呕吐症状。同行朋友拨打 120 急救电话，急救医务人员赶到后进行处理。体格检查：T 36.6 ℃，P 72 次 / 分，R 22 次 / 分，BP 120/80 mmHg。患者神志清楚，排便正常。

【实训内容与操作要求】

步骤	操作内容	操作要点
核对、解释	核对患者信息，解释固定与搬运的目的	
评估患者	评估患者生命体征、神志、意识情况；评估患者头颈部情况以及四肢运动、感觉功能，确定固定及搬运方法，正确选择用物；评估患者的心理状况、知识水平及合作程度	

续

步骤	操作内容		操作要点
操作前准备	操作者	着装规范，洗手，戴口罩及手套	注意自我防护
	环境	评估环境安全，道路通畅，便于操作	
	用物	平车（包括大单、帆布中单和橡胶单包好的垫子）、毛毯或棉被、脊柱固定板、颈托、绷带、棉垫、宽布带、头部固定器、伤情记录卡等	
	患者	协助摆放体位，充分暴露受伤部位，配合操作	
操作过程	1. 颈托的使用：①一人双手掌抱于患者头部两侧，轴向牵引颈部。固定患者头部为正中位；②将五指并拢，测量患者锁骨至下颌角之间的宽度（颈部的长度），根据患者颈部的长度调节颈托于合适宽度；③上颈托时，先将固定红点对准一侧下颌角；④固定颈托于下颌部，另一侧从颈后环绕，两端粘贴固定（图 3-4-1）		
	2. 脊柱板固定：①确保颈部制动；②保持患者身体长轴一致位，确保颈部固定好后，侧翻，放置脊柱固定板，将患者平移至脊柱固定板上，使其正中位紧贴于固定板中间位置预防侧翻；③首先将头部固定，使用头部固定器者，依次锁好前额、下颌；无头部固定器者，两侧固定好颈托，避免晃动；④在腰下、膝关节、踝关节骨凸处放棉垫保护，空隙处用柔软物品填实；⑤双肩、骨盆、双下肢及足部用宽布带固定在脊柱板上，避免运输途中颠簸、晃动；⑥双手用绷带固定放于身体前方		头颈部制动，轴线翻身，保护患者安全
	3. 四人搬运法：平车靠近患者，大轮端朝患者头部，固定车闸。搬运者甲、乙分别站于床头和床尾，搬运者丙、丁分别站于病床和平车的一侧；将帆布兜或中单放于患者腰、臀部下方；搬运者甲抬起患者的头、颈、肩；搬运者乙抬起患者的双足；搬运者丙、丁分别抓住帆布兜或中单四角，四人同时抬起患者向平车处移动，将患者放于平车中央，盖好盖被		帆布兜或中单能承受患者的体重 搬运者应协调一致，搬运者甲应随时观察患者的病情变化 患者平卧于平车中央，避免碰撞
操作后处理	观察、询问患者有无疼痛等不适，了解头颈部制动情况，查看颈托位置 安置好患者，盖好盖被 洗手，记录伤情记录卡		

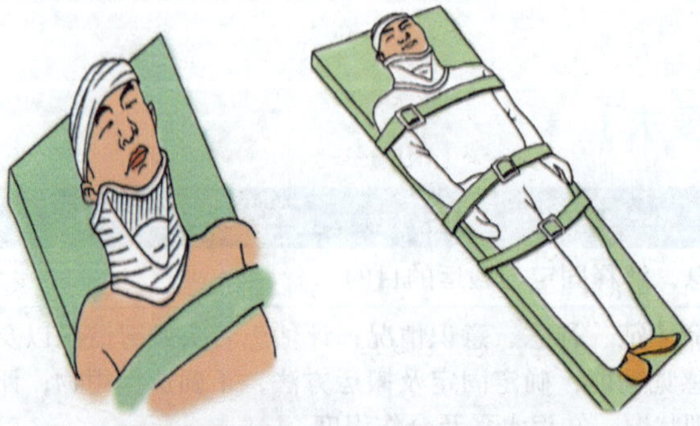

图 3-4-1　颈椎骨折颈托固定和搬运

【健康教育】

1. 嘱患者头颈部制动。

2. 嘱患者如有任何不适症状，应立即告知医护人员。

3. 待患者病情基本稳定后，在患者家属心情也较平稳的情况下，介绍自己及相关医护人员基本情况，以消除患者及患者家属对陌生环境的不安和紧张情绪。

【注意事项】

1. 固定前应尽可能牵引伤肢和矫正畸形。

2. 固定应松紧适度、牢固可靠。

3. 固定后应避免不必要的搬动。将患者妥善固定于平车上，防止头颈部扭曲和过度颠簸。随时保持脊柱中立位，防止脊髓损伤。

4. 搬运是将患者运送到医院的过程，主要针对不能行走的下肢、躯干骨折及脑和内脏损伤患者。特别是颈椎、胸椎及腰椎骨折脱位者，必须固定妥当后再小心搬运。

5. 搬运要平稳，避免强拉硬拽，防止损伤加重。由专业的医务人员监护运送，途中密切观察患者的呼吸、脉搏变化。随时调整固定带的松紧度，防止皮肤压伤和缺血。

6. 搬运途中如出现危及患者生命的情况，应立即进行抢救。

【护患沟通示范】

1. 操作前解释

××女士您好！您现在的情况是头颈部肿胀、疼痛明显、不能活动，现在我们要给您上颈托，以达到头部固定的目的。请您配合好吗？

2. 操作中指导

××女士您好！现在我们要双手掌抱于您的头部两侧，轴向牵引颈部，以固定您的头部，使其处于正中位，便于医护人员操作，尽快将您搬运至平车，转送至医院，请您配合好吗？

3. 操作后嘱咐

××女士您好！我们已将您平稳搬运至平车。接下来我们会尽快将您送至医院，在转运途中，如您有任何不适，请立即告知我们好吗？

【知识拓展】

1. 单人搬运法

（1）扶持法：对病情较轻，能站立行走的患者可用此法。救护者立于患者一侧，使其靠近自己的一侧手臂揽着自己的颈部，用自己的同侧手牵住，另一只手伸过患者背部，扶持其腰，使其身体略靠自己。

（2）抱持法：适用于体重较轻的儿童。患儿可以站立，救护者立于其一侧，一只手托其背部，另一只手托其大腿，将其抱起。

（3）背负法：救护者站立于患者前方同向，微弯背部，将其背起。如果患者不能站立，则救护者躺于其一侧，一只手紧握患者肩部，另一只手抱其腿，用力翻身，使其负于自己背上后慢慢站起。

2. 两人搬运法

（1）轿杠式：两人一只手抓住自己的手臂，另一只手抓住对方的手臂，组成一个四方形，抬着患者前进。

（2）拉车式：前面一人双手抓住患者的腿，后面一人则托住患者的背前进。

（3）平卧托运法：两人各用一只手托住患者的背部，然后一人用一只手托住患者的腿，另外一人扶住患者的颈部。

3. 三人搬运法　脊柱损伤的患者常需要更加稳妥的方式进行搬运，具体操作方法如下：三人同时站在患者身体的同一侧，一人用双手抬起患者的肩背部，另一人用双手托起患者臀部，最后一人用双手托起双小腿，三人共同将患者水平托起，将患者放置到需要的地方。

4. 器械搬运法　是最常用的搬运方法。尤其对于转运路途较长、病情较重的患者最适合。

（1）通用担架：①铲式担架运用广泛，尤其适用于不宜翻动的患者；②水陆两用担架体积轻，水陆两用，易固定患者，便于搬运；③折叠担架适用于楼梯窄小，患者不能平卧的搬运。

（2）简易担架：①绳索担架多为临时制成，用2根木棒或（和）竹竿、2根横木，扎成长方形的担架状，然后缠以较坚硬的绳索即成；②被服担架：取2件衣服或长衫、大衣，翻袖向内成两管，插入2根木棒，再将纽扣妥善扣好（注意避免滑脱）即成；③帆布担架：构造简单，由1幅帆布、2根木棒、2根横铁或横木、2根负带、2根扣带组成。

担架搬运的方法及注意事项：由2~4人为一组，将患者移上担架；患者头部向后，足部向前，这样后面抬担架的人可以随时观察患者的变化；抬担架的人脚步、行动要一致。前面的开左脚，后面的开右脚，平稳前进。向高处抬时（如上台阶、过桥），前面的人要放低，后面的人要抬高，以使患者保持在水平状态；下台阶时则相反。

【操作考核评分标准】

【实训习题】

1. 有颈椎损伤的患者搬运方法有哪些？
2. 简述单人、两人、三人、四人搬运患者的方法。
3. 简述担架的分类。
4. 简述担架搬运的方法。

答案：

1. 有颈椎损伤的患者搬运方法

搬运时需保持患者颈椎无扭转、无任意方向弯曲及摆动。常用搬运方法有两种：

（1）平托移动：三人立于患者同侧，两人分别托举患者肩背、臀部、小腿，另一人单独扶住患者头部，置于担架上。

（2）滚动移动：三人立于患者同侧，两人分别扶住患者肩部、臀部、小腿，另一人扶住患者头部，使患者侧卧，将担架置于患者身体下，再将患者轴向滚动于担架上。

2. 单人、两人、三人、四人搬运患者的方法

（1）单人搬运法

1）扶持法：对病情较轻，能站立行走的患者可用此法。救护者立于患者一侧，使其靠近自己的一侧手臂揽着自己的颈部，用自己的同侧手牵住，另一只手伸过患者背部，扶持其腰，使其身体略靠自己。

2）抱持法：适用于体重较轻的儿童。患儿可以站立，救护者立于其一侧，一只手托其背部，另一只手托其大腿，将其抱起。

3）背负法：救护者站立于患者前方同向，微弯背部，将其背起。如果患者不能站立，则救护者躺于其一侧，一只手紧握患者肩部，另一只手抱其腿，用力翻身，使其负于自己背上后慢慢站起。

（2）两人搬运法

1）轿杠式：两人一只手抓住自己的手臂，另一只手抓住对方的手臂，组成一个四方形，抬着患者前进。

2）拉车式：前面一人双手抓住患者的腿，后面一人则托住患者的背前进。

3）平卧托运法：两人各用一只手托住患者的背部，然后一人用一只手托住患者的腿，另外一人扶住患者的颈部。

（3）三人搬运法：脊柱损伤的患者常需要更加稳妥的方式进行搬运，具体操作方法如下：三人同时站在患者身体的同一侧，一人用双手抬起患者的肩背部，另一人用双手托起患者臀部，最后一人用双手托起双小腿，三人共同将患者水平托起，将患者放置到需要的地方。

（4）四人搬运法：平车靠近患者，大轮端朝患者头部，固定车闸。搬运者甲、乙分别站于床头和床尾，搬运者丙、丁分别站于病床和平车的一侧；将帆布兜或中单放于患者腰、臀部下方；搬运者甲抬起患者的头、颈、肩；搬运者乙抬起患者的双足；搬运者丙、丁分别抓住帆布兜或中单四角，四人同时抬起患者向平车处移动，将患者放于平车中央，盖好盖被。

3. 担架的分类

担架搬运属器械搬运法，是最常用的搬运方法。尤其对于转运路途较长、病情较重的患者最适合。

（1）通用担架：①铲式担架运用广泛，尤其适用于不宜翻动的患者；②水陆两用担架体积轻，水陆两用，易固定患者，便于搬运；③折叠担架适用于楼梯窄小，患者不能平卧的搬运。

（2）简易担架：①绳索担架多为临时制成，用 2 根木棒或（和）竹竿、2 根横木，扎成长方形的担架状，然后缠以较坚硬的绳索即成；②被服担架：取 2 件衣服或长衫、大衣，翻袖向内成两管，插入 2 根木棒，再将纽扣妥善扣好（注意避免滑脱）即成；③帆布担架：构造简单，由 1 幅帆布、2 根木棒、2 根横铁或横木、2 根负带、2 根扣带组成。

4. 担架搬运的方法

由 2~4 人为一组，将患者移上担架；患者头部向后，足部向前，这样后面抬担架的人可以随时观察患者的变化；抬担架的人脚步、行动要一致。前面的开左脚，后面的开右脚，平稳前进。向高处抬（如上台阶、过桥）时，前面的人要放低，后面的人要抬高，以使患者保持在水平状态；下台阶时则相反。

实训五 清创术

清创术是指患者有外伤、创伤以后导致皮肤有破口，通过外科手术方法进行处理，将开放伤口内部细菌清除，切除坏死、失活或严重污染的组织，缝合伤口，使之尽量减少污染，使其变成清洁伤口，达到一期愈合，利于恢复受伤部位的功能和形态。

【目的】

1. 通过创面处理，及时清除坏死组织，减少创面感染，加快创面愈合。
2. 通过仔细观察伤口，了解伤口的长度、出血及污染情况。

【实训目标】

1. 知识目标　学生掌握清创术的操作流程及注意事项。
2. 能力目标　学生能够熟练完成清创的流程，能对患者做出正确的健康指导。
3. 素质目标　学生树立严格的无菌观念，与患者建立良好的护患关系。

【案例导入】

某患者，男性，30 岁。车祸后半小时来诊，患者一般情况尚可，右前臂可见一伤口，长 5 cm，出血不止。现需护士配合医师完成伤口清创。

【实训内容与操作要求】

<table>
<tr><th>步骤</th><th colspan="2">操作内容</th><th>操作要点</th></tr>
<tr><td>核对、解释</td><td colspan="2">核对医嘱、患者姓名、床号等，解释操作目的，取得合作（图 3-5-1、图 3-5-2）</td><td></td></tr>
<tr><td>评估</td><td colspan="2">评估患者伤情、心理承受能力
评估伤口类型：清洁伤口、污染伤口、感染伤口
评估伤口情况：伤口的范围、出血程度、部位、感觉情况等</td><td>仔细评估伤口类型，按伤口情况决定消毒顺序</td></tr>
<tr><td rowspan="4">操作前准备</td><td>操作者</td><td>着装整洁，举止端庄，态度和蔼，戴口罩、帽子、无菌手套</td><td rowspan="4"></td></tr>
<tr><td>环境</td><td>宽敞、明亮、清洁、干燥，符合无菌操作要求</td></tr>
<tr><td>用物</td><td>松节油或汽油、肥皂水、毛刷、剪刀、剃刀、生理盐水、3% 过氧化氢、0.1% 苯扎溴铵、纱布块、聚维酮碘棉球、缝线、无菌手套、注射器、1% 普鲁卡因、胶布、治疗碗、镊子等（图 3-5-3），动物模型或清创缝合模型</td></tr>
<tr><td>患者</td><td>了解操作的目的、简要步骤及配合方法</td></tr>
<tr><td rowspan="2">操作过程</td><td colspan="2">再次核对、解释（图 3-5-4）</td><td></td></tr>
<tr><td>清洁皮肤</td><td>剪去伤口周围毛发（图 3-5-5），用无菌纱布覆盖伤口，用肥皂水清洁伤口周围皮肤</td><td>必要时用汽油或松节油清除油污，然后用生理盐水冲净</td></tr>
</table>

续

步骤	操作内容		操作要点
操作过程	清洗皮肤	用软无菌毛刷蘸肥皂液清洗伤口周围皮肤	
	清洗伤口	除去覆盖于伤口的纱布，由浅入深检查伤口，用生理盐水、3% 过氧化氢溶液反复、交替冲洗伤口	按生理盐水→过氧化氢→生理盐水的顺序，连续冲洗 3 遍
	伤口去污	用无菌棉球及镊子去除伤口内的异物、坏死组织及血凝块等；用无菌纱布拭干伤口周围皮肤	
	消毒、铺巾	更换无菌手套和器械，用聚维酮碘棉球由内向外消毒伤口周围皮肤（图 3-5-6），并铺无菌孔巾	不要让消毒液流入伤口内
	清理伤口	使用 1% 普鲁卡因做局部麻醉，由浅入深分层检查伤口，清除伤口内异物，彻底切除失活的组织并仔细止血，做皮缘修整，尽量保留皮肤	
	铺巾	重铺无菌巾，更换器械和手套，修复周围组织	
	缝合伤口	彻底止血，由内到外逐层缝合伤口，敷料覆盖、包扎	
操作后处理	①安置患者于舒适卧位，整理床单位。②将敷料倒入污物桶，集中焚毁。③剪刀用消毒液浸泡后洗净，再浸泡消毒。治疗碗、镊用消毒液浸泡后洗净，再送高压蒸汽灭菌。④洗手，记录		

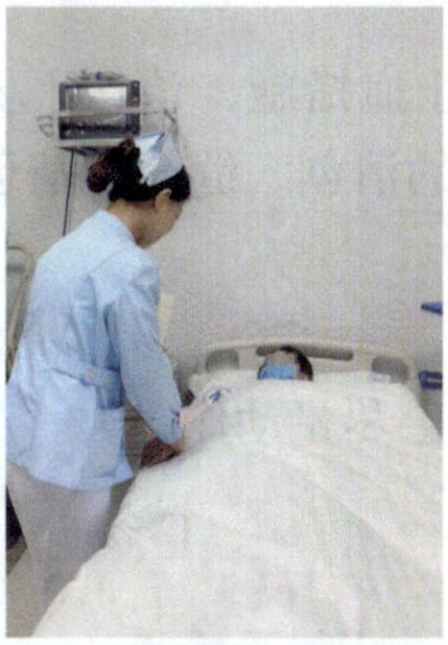

图 3-5-1　操作前核对患者信息

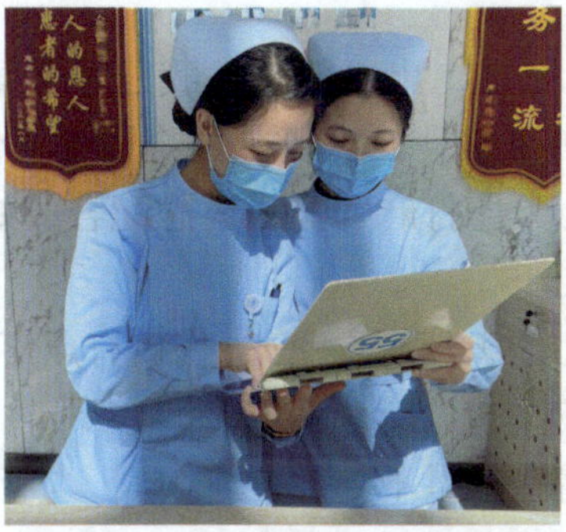

图 3-5-2　双人核对医嘱

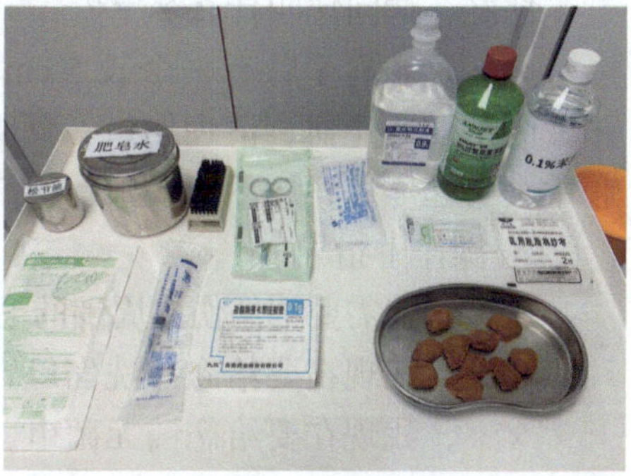

图 3-5-3　用物准备

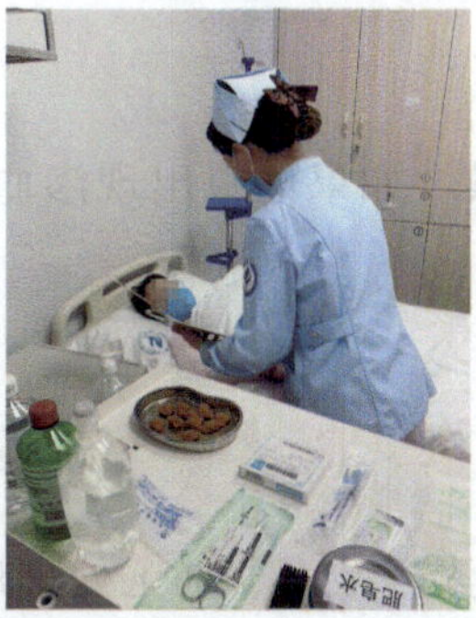

图 3-5-4　再次核对患者信息

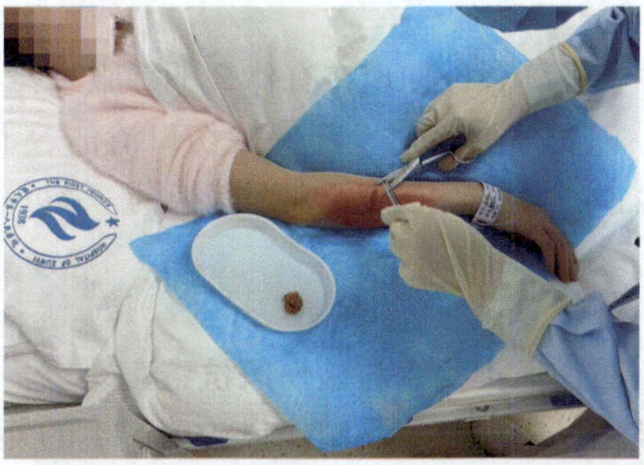

图 3-5-5　清洁皮肤，剪去伤口周围毛发

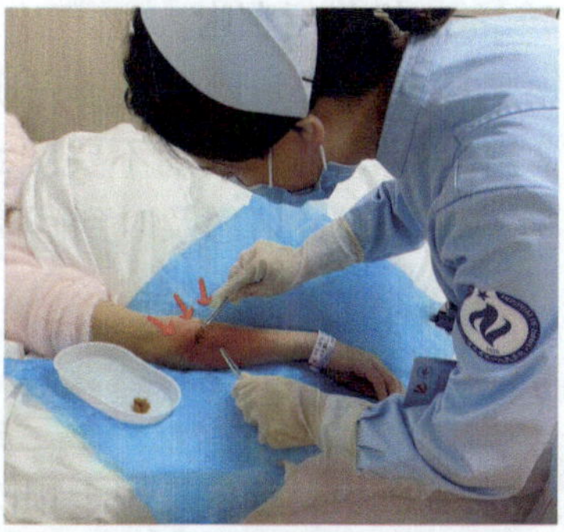

图 3-5-6　消毒伤口周围皮肤

【健康教育】

1. 告知患者保持伤口清洁、干燥，注意休息。
2. 如伤口出现渗血、疼痛等，应及时到医院检查。
3. 定期换药。

【注意事项】

1. 严格遵守无菌操作原则，清创要彻底，认真清洗和消毒，尽量清除血凝块、异物和失活组织。

2. 清创应尽可能在受伤后 6~8 小时内施行，清创越早，效果越好。

3. 伤口处如有露出的组织和器官，不能任意回纳，以免发生严重感染。

4. 须注意按组织层次分层缝合伤口，不留死腔，缝合张力不能过大。

5. 应在伤后 24 小时内注射破伤风抗毒素。对于伤口污染严重者，应给予抗生素治疗，以预防感染。

【护患沟通示范】

1. 操作前解释

您好，请问您叫什么名字？

××，您右手臂有一个长 5 cm 的伤口，出血较多，我已经采取了止血措施，请您不要紧张。为了彻底止血、清理伤口、预防伤口感染，我现在要给您进行伤口的清创、缝合，清创过程中会引起疼痛，您不用紧张，我们会为您打麻醉药，请您配合，好吗？

2. 操作中指导

××，我需要把您伤口周围的毛发剃掉，请您配合，伤口有点疼，我会尽量动作轻柔。

××，我现在要给您冲洗伤口，液体有点凉，请您忍耐一下。

××，我现在要给您铺无菌巾，请您尽量不要动。

××，我现在为您注射麻醉药进行局部麻醉，清创过程中如果您有什么不适，请您一定要及时告诉我。

3. 操作后嘱咐

××，伤口已经清理完成并做了缝合，您现在有什么不舒服吗？

××，请您近期不要洗澡，以免沾湿伤口，要保持伤口清洁、干燥。如果伤口出现渗血、疼痛等情况，请您及时到医院检查。请您每隔一天来医院换药一次。

【知识拓展】

破伤风类毒素与破伤风抗毒素

破伤风类毒素是用于预防破伤风的疫苗，是破伤风梭菌产生的外毒素经减毒、加工处理后制成的，注射到人体后经过一段时间，人体会产生抗毒素，这种抗毒素会在人体中存留很长的时间，在人体感染破伤风梭菌时，它可以中和破伤风梭菌产生的外毒素，以预防破伤风的发生，属于自动免疫。

破伤风抗毒素是用对破伤风具有免疫力的人或动物血清制成的免疫抗体，注射到人体后，此免疫抗体可以直接对破伤风起到抵抗的作用，产生效用，但维持时间短，6 天后即开始被人体除去，属于被动免疫。

因此，如果人体未接种过破伤风类毒素而发生外伤，或者是刚刚注射破伤风类毒素而自身尚未产生免疫抗体时发生外伤，为了防止感染破伤风梭菌，首先应注射破伤风抗毒素。

【操作考核评分标准】

【实训习题】

1. 请简述清创术的注意事项。
2. 清创术操作过程中生理盐水消毒的顺序是什么？
3. 简述清创术的操作步骤。

答案：

1. 清创术的注意事项

（1）严格遵守无菌操作原则，清创要彻底，认真清洗和消毒，尽量清除血凝块、异物和失活组织。

（2）清创应尽可能在受伤后 6~8 小时内施行，清创越早，效果越好。

（3）伤口处如有露出的组织和器官，不能任意回纳，以免发生严重感染。

（4）须注意按组织层次分层缝合伤口，不留死腔，缝合张力不能过大。

（5）应在伤后 24 小时内注射破伤风抗毒素。对于伤口污染严重者，应给予抗生素治疗，以预防感染。

2. 清创术操作过程中生理盐水消毒的顺序：生理盐水→过氧化氢→生理盐水，连续冲洗 3 遍。

3. 清创术的操作步骤：清洁皮肤→清洗皮肤→清洗伤口→伤口去污→消毒铺巾→清理伤口→铺巾→缝合伤口。

实训六　换药与拆线

一、换药

换药又称为更换敷料，是对创伤、手术切口、感染性伤口等做进一步的处理。科学的换药时间间隔是伤口愈合的重要条件，换药时应严格按照无菌操作原则进行。换药是外科的一项基本操作技术。

【目的】

1. 动态观察伤口生长情况，预防和控制感染。
2. 清洁伤口，清除伤口的分泌物、异物、坏死组织。
3. 保持伤口清洁、引流通畅。
4. 促进新生上皮和肉芽组织生长，以利于伤口愈合。

【实训目标】

1. 知识目标　学生掌握换药的操作流程和原则。
2. 能力目标　学生熟练进行伤口换药操作，能取得患者及患者家属的信任，并给予正确的健康指导。
3. 素质目标　学生无菌意识强，能与患者建立良好的护患关系。

【案例导入】

某患者，男性，60 岁。行右侧肾盂切开术 5 天。右侧腰部切口无红、肿、热、痛及渗液，患者生命体征平稳。现需为患者换药，护士如何为患者换药？

【实训内容与操作要求】

<table>
<tr><th>步骤</th><th colspan="2">操作内容</th><th>操作要点</th></tr>
<tr><td>核对、解释</td><td colspan="2">核对患者姓名、床号、腕带等信息（图 3-6-1）、双人核对医嘱（图 3-6-2），向患者解释操作的目的并取得配合</td><td></td></tr>
<tr><td>评估</td><td colspan="2">患者的病情、心理状态、意识与合作能力；伤口的情况（位置、大小、深度等），敷料有无渗血、渗液</td><td>按伤口的情况做好用物准备。如伤口敷料渗血、渗液过多，应向医师报告</td></tr>
<tr><td rowspan="4">操作前准备</td><td>操作者</td><td>洗手，戴口罩、帽子，必要时戴手套</td><td>操作者做好自我防护</td></tr>
<tr><td>环境</td><td>安静、明亮，使用屏风遮挡</td><td></td></tr>
<tr><td>用物</td><td>换药包 1 个（内装弯盘 2 个、手术镊 2 把），无菌纱布、聚维酮碘或乙醇棉球、生理盐水棉球、胶布、治疗巾、无菌卵圆钳、汽油、污物桶等（图 3-6-3）</td><td>将聚维酮碘或乙醇棉球和生理盐水棉球分置于治疗碗（盘）两侧，勿混在一起；无菌手术镊 2 把，一把用于传递无菌物品，一把用于操作、接触伤口和敷料（符合无菌操作原则）</td></tr>
<tr><td>患者</td><td>协助摆放体位，充分暴露伤口，取得患者的信任和配合</td><td>意识模糊、烦躁不安、不配合者必要时使用约束带，需征得患者家属的同意，禁忌强制约束</td></tr>
<tr><td rowspan="2">操作过程</td><td>携用物至患者床旁</td><td>在治疗车上检查灭菌包后打开，用无菌卵圆钳分别钳取适量聚维酮碘或乙醇棉球、生理盐水棉球、无菌纱布、2 把无菌手术镊，放入一个弯盘内，另一个弯盘扣盖在弯盘之上，携用物至患者床旁</td><td>严格执行无菌操作；无菌纱布、棉球数量视伤口大小而定</td></tr>
<tr><td>再次核对、解释</td><td>向患者解释换药的目的，并取得配合（图 3-6-4）</td><td></td></tr>
</table>

续

步骤		操作内容	操作要点
操作过程	安置体位	患者取舒适体位，充分暴露伤口，于伤口下铺治疗巾，将弯盘置于治疗巾上	根据伤口的位置摆放体位，注意保暖
	去除伤口敷料	用手揭去外层敷料（图3-6-5）时，方向与伤口纵轴平行，将外层敷料置于弯盘内；内层敷料用无菌手术镊去除，顺伤口纵轴方向轻轻去除，取下的内层敷料置于弯盘内	内层敷料与创面粘贴紧密时，应用生理盐水浸湿、软化后再揭除；胶布痕迹可用汽油棉签去除
	处理伤口	双手执镊操作，用两把镊子操作，一把镊子消毒伤口周围皮肤，另一把镊子处理创口内的分泌物、坏死组织等，视伤口深度和创面情况置入适宜的引流物 清洁伤口消毒顺序：由内向外消毒伤口周围皮肤（图3-6-6、图3-6-7），伤口内用生理盐水棉球拭净分泌物 感染伤口消毒顺序：先由外向内消毒伤口周围皮肤，再除去脓苔或坏死组织、伤口冲洗、创面湿敷、脓腔引流等，最后再消毒伤口周围皮肤一次 特异性感染伤口应由专人换药 敷料覆盖的大小以不暴露伤口并达伤口外3 cm左右为宜，数量视渗出情况而定	消毒过程遵循无菌操作原则。传递无菌物品的镊子不能与接触伤口和敷料的镊子触碰
	包扎与固定	用乙醇或聚维酮碘棉球再次消毒周围皮肤，以无菌敷料覆盖创面及伤口，用胶布或绷带固定	胶布固定时，与身体长轴垂直固定（图3-6-8）
操作后处理		取下弯盘、治疗巾，安置患者，协助患者取舒适体位，整理床单位 用物处理：将敷料、棉球倒入医疗垃圾桶内，所用器械先浸泡消毒，再清洗、消毒、灭菌 观察，洗手，记录	观察与记录伤口及周围皮肤等情况

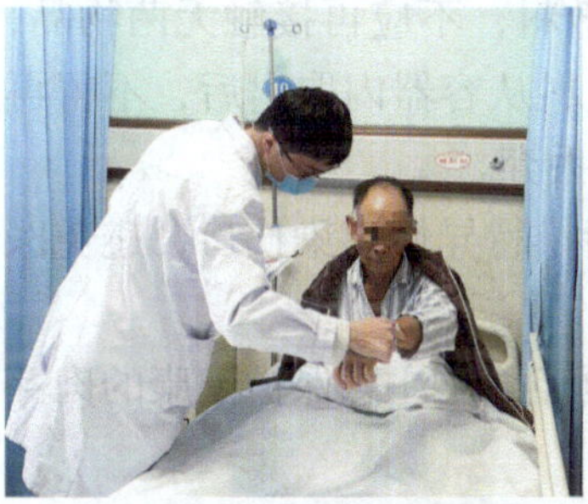

图 3-6-1　核对患者信息

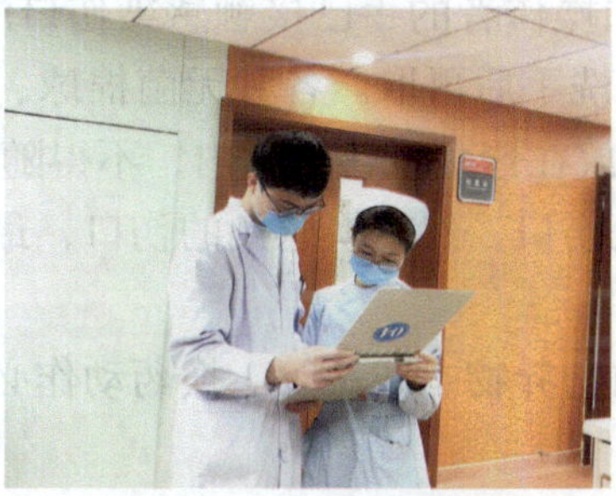

图 3-6-2　双人核对医嘱

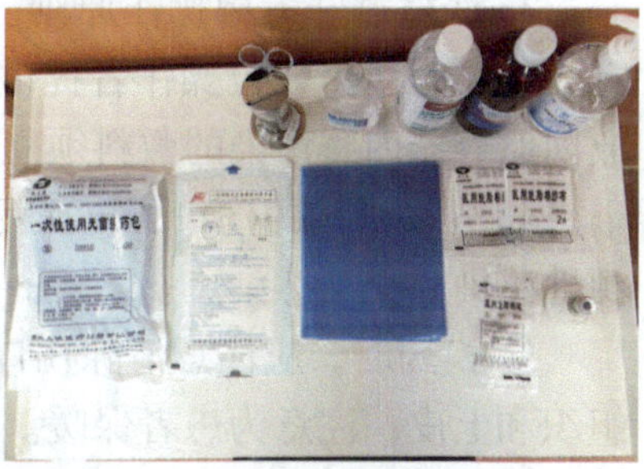

图 3-6-3　用物准备

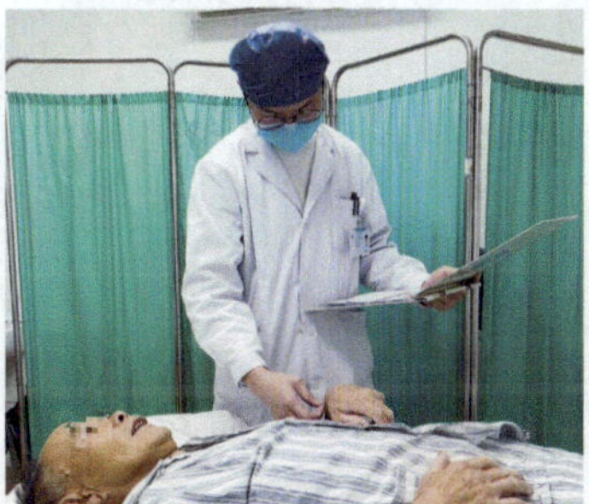

图 3-6-4　再次核对

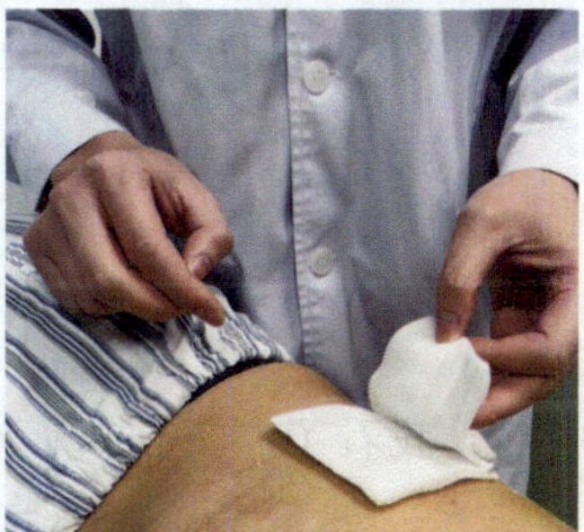

图 3-6-5　揭去敷料

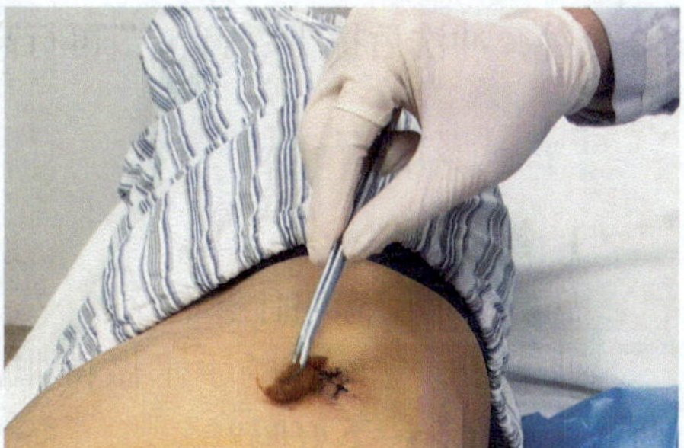

图 3-6-6　消毒 1（由内向外消毒）

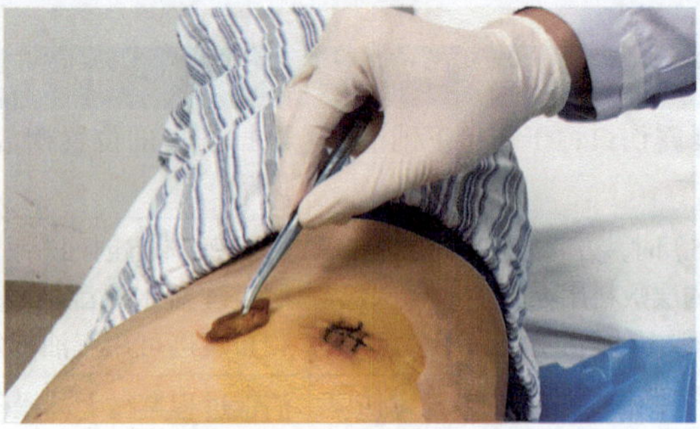

图 3-6-7　消毒 2

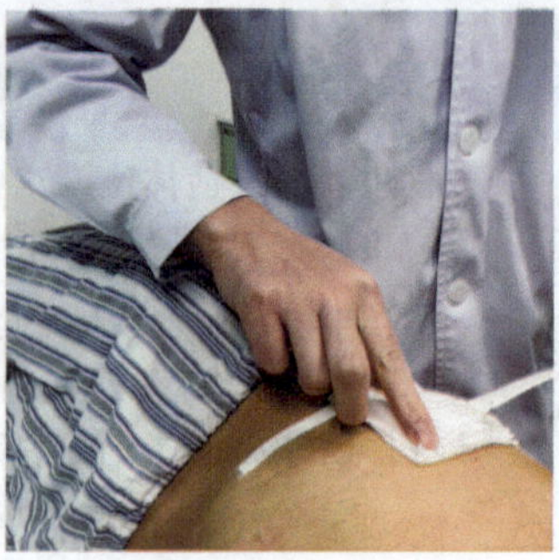

图 3-6-8　胶布固定

【健康教育】

1. 告知患者换药后如伤口渗出量过多或出现剧烈疼痛时，切不可擅自处理。保持伤口清洁、干燥，如敷料渗液过多，应及时换药。

2. 加强营养，促进伤口愈合，应以高热量、高蛋白、富含维生素饮食为主，如肉类、蛋类、奶类、新鲜蔬菜及水果。

3. 保持皮肤清洁，防止污染。

4. 伤口未愈合之前不得从事重体力劳动，避免伤口裂开。

【注意事项】

1. 无菌伤口一般 2~3 天更换一次敷料，需观察局部肿胀及渗出情况，如伤口渗血、渗液过多，可随时换药。

2. 换药应避免在晨间护理、患者进餐、患者睡眠时进行。

3. 严格遵守无菌操作原则。如操作者的手已接触感染伤口的敷料，不应再接触无菌物品，需要物品时由另一位操作者提供或洗手后再取。各种无菌棉球、敷料从容器内取出后，不得再放回原容器内。污染的敷料须立即放在弯盘或污物桶内，不得随意丢弃。

4. 先换清洁的伤口，再换污染伤口，然后换感染的伤口，最后换特异性感染伤口，避免医源性感染和交叉感染。

5. 换药时，应注意清除伤口内的异物、线头等。换药动作必须轻柔，注意保护健康的肉芽组织和上皮，注意为患者保暖。

6. 感染伤口换药后，应认真洗手、消毒，然后再给另一位患者换药。

7. 破伤风、气性坏疽等特异性感染伤口敷料应焚烧，器械用 1% 过氧乙酸溶液浸泡 30 分钟，冲洗后擦干、打包，再行高压蒸汽灭菌，以防交叉感染。

【护患沟通示范】

1. 操作前解释

您好，请问您叫什么名字？

张大爷，您昨天的手术做得非常成功，我看了一下伤口，渗液较多，我现在需要给您换药，请您配合一下好吗？

因为是昨天刚做的手术，伤口还会有点疼，这是正常现象，换药时我会非常小心，请您放心。

2. 操作中指导

张大爷，请您抬一下您的腰部，我帮您在腰部下方铺一块治疗巾，防止把您的衣服和床单弄脏。我需要揭开胶布和敷料，可能会有一点不适，如果您觉得疼痛，请您告诉我。张大爷，我马上给您消毒，消毒液有点凉，消毒的时候可能会让您感觉有一些不适，请您忍耐一下。

3. 操作后嘱咐

张大爷，我帮您把药换好了，谢谢您的配合。请您在活动时尽量不要碰到伤口，饮水或漱口时注意不要弄湿敷料。如果出现伤口疼痛、纱布潮湿等情况，请随时按床头呼叫器，我会及时过来为您处理，请您好好休息，我会经常过来看您的，祝您早日康复！

【知识拓展】

肉芽组织的观察及处理

1. 健康肉芽 颜色鲜红，颗粒均匀，分泌物少，触之易出血。清洗后外敷油纱及纱布。
2. 水肿肉芽 创面苍白、水肿，可用 3%~5% 高渗盐水纱布湿敷。
3. 感染肉芽 颜色暗，有苔，分泌物多，应予以充分引流，用抗菌药物纱布湿敷。

【操作考核评分标准】

【实训习题】

1. 简述换药的目的。
2. 简述不同伤口的换药顺序。
3. 简述清洁伤口换药的消毒方法。

答案：

1. 换药的目的

（1）动态观察伤口生长情况，预防和控制感染。

（2）清洁伤口，清除伤口的分泌物、异物、坏死组织。

（3）保持伤口清洁，引流通畅。

（4）促进新生上皮和肉芽组织的生长，以利于伤口愈合。

2. 不同伤口的换药顺序：先换清洁的伤口，再换污染伤口，然后换感染的伤口，最后换特异性感染伤口，避免医源性感染和交叉感染。

3. 清洁伤口换药：应由内向外消毒伤口周围皮肤，伤口内用生理盐水棉球拭净分泌物。

二、拆线

拆线是指将已愈合的缝合伤口或手术切口的缝线拆除掉，以利于伤口或切口进一步愈合。

【目的】

了解伤口或切口愈合情况，促进伤口或切口愈合。

【实训目标】

1. 知识目标　学生掌握拆线的操作步骤及注意事项。
2. 能力目标　学生能够按要求熟练完成拆线操作，能够对患者做出正确的健康指导。
3. 素质目标　学生树立严格的无菌观念，与患者建立良好的护患关系。

【案例导入】

某患者，男性，60 岁。行右侧肾盂切开术 7 天。右侧腰部切口敷料干燥、未移位，未见渗血、渗液，切口对位及愈合良好，予以拆线。护士应如何为患者拆线？

【实训内容与操作要求】

步骤		操作内容	操作要点
核对、解释		核对患者信息，向患者解释拆线的目的，取得患者的配合	
评估		评估患者的年龄、沟通能力、自理能力、营养状况、配合程度等 评估切口部位、大小、张力、局部血供及愈合情况	按切口情况做好用物准备；如切口脓液、渗液过多，应向医师报告
操作前准备	操作者	着装整洁，洗手、戴口罩	做好自我防护
	环境	安静、明亮，使用屏风遮挡，符合无菌操作要求	
	用物	无菌换药包 1 个（弯盘 1 个，治疗碗 1 个，镊子 2 把、拆线剪 1 把），棉球及无菌敷料，一次性治疗巾，2.5% 碘酊，0.5% 聚维酮碘，75% 乙醇，胶布等（图 3-6-9）	聚维酮碘或乙醇棉球和生理盐水棉球分置于治疗碗（盘）两侧，勿混在一起。无菌手术镊 2 把，一把用于传递无菌物品，另一把用于操作、接触伤口和敷料（符合无菌操作原则）
	患者	协助患者取合适体位，再次核对	
操作过程	安置体位	协助患者取舒适的卧位，以便于充分暴露切口，于切口下铺治疗巾	根据患者切口位置，取舒适体位
	消毒皮肤	揭去包扎切口处的敷料（同换药）（图 3-6-10），以 2.5% 碘酊、75% 乙醇或 0.5% 聚维酮碘自内向外消毒切口处皮肤（图 3-6-11，图 3-6-12），并观察切口情况，检查切口是否已愈合，确定后再拆线	揭除胶布时，方向与切口纵轴方向平行；内层敷料用无菌镊除去，当内层敷料与创面粘贴紧密时，可用生理盐水浸湿、软化后再揭除
	拆除缝线	一只手持镊子轻轻提起线头，使皮内缝线露出少许，另一只手持拆线剪，贴近皮肤针孔处剪断缝线（图 3-6-13），向线结方向轻快地拉出（图 3-6-14），这样可以避免拉开切口、患者不适和皮下污染	用有齿镊提起线头；拉线时注意无菌观念，不要将缝线拉进皮下，以免感染；动作宜轻柔
	消毒后纱布覆盖	拆线完毕，再次以 2.5% 碘酊、75% 乙醇或 0.5% 聚维酮碘消毒切口处皮肤，然后覆盖无菌纱布，以胶布固定	消毒顺序同上

续

步骤	操作内容	操作要点
操作后处理	整理用物，洗手，记录拆线时间及切口愈合情况	

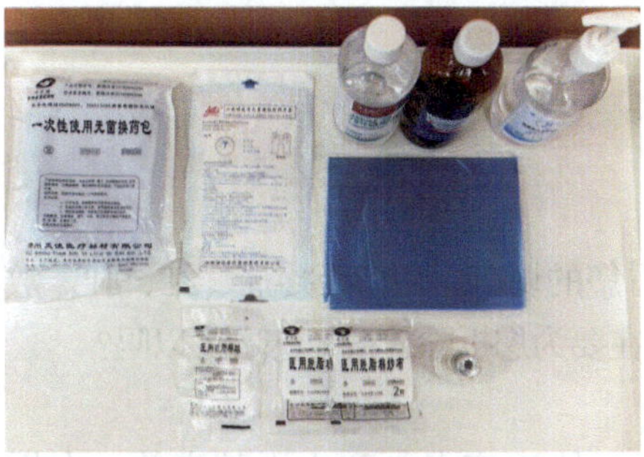

图 3-6-9 用物准备

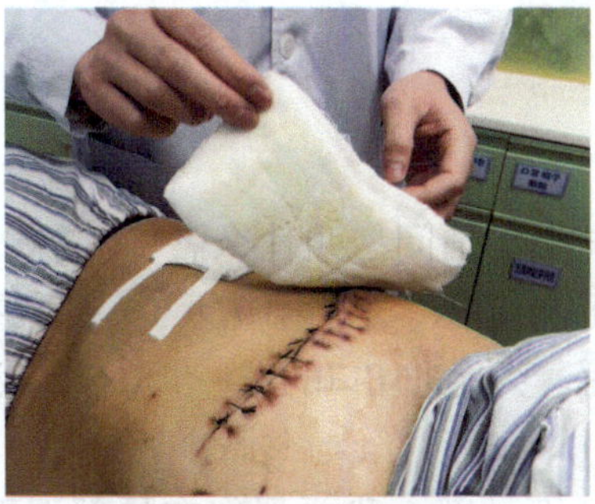

图 3-6-10 揭去敷料

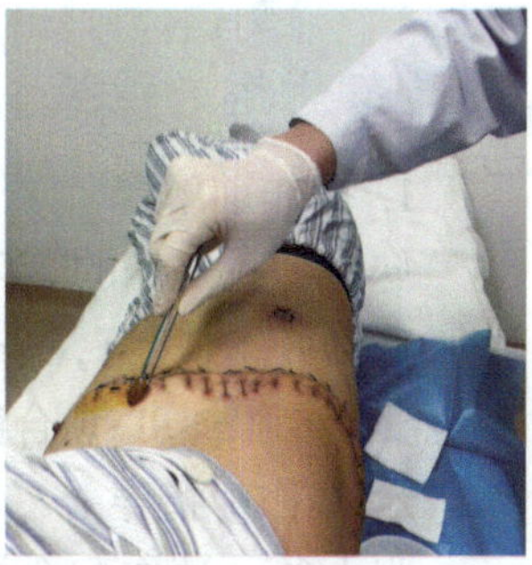

图 3-6-11 消毒

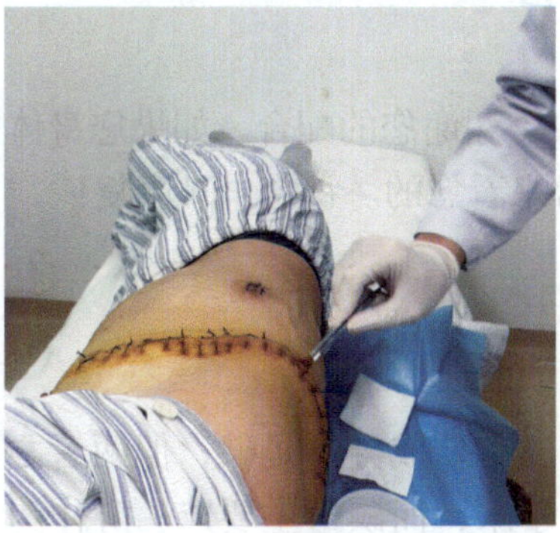

图 3-6-12 消毒并观察

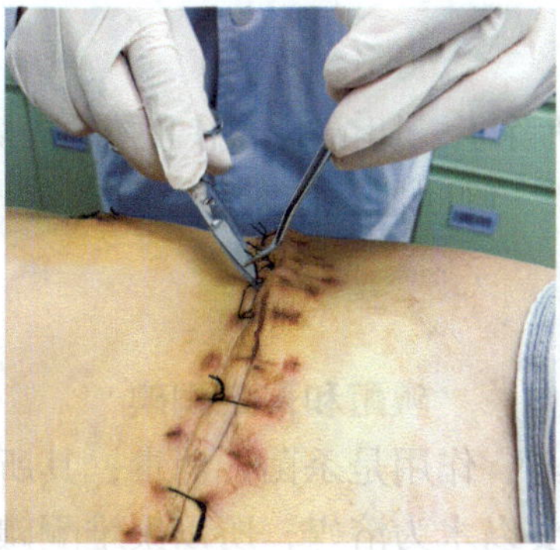

图 3-6-13 剪线

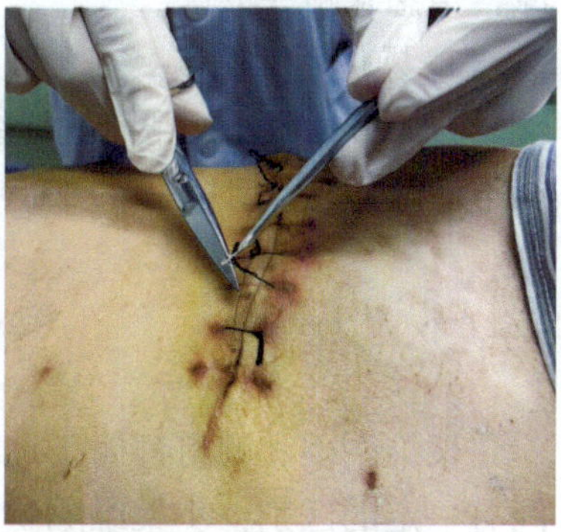

图 3-6-14 将缝线拉出

【健康教育】

1. 向患者讲解拆线后的注意事项，24 小时后可以沐浴，但不可用力揉搓切口（伤口）。

2. 指导患者做肢体的康复功能锻炼。

3. 加强营养，促进切口（伤口）愈合，应以高热量、高蛋白、富含维生素的饮食为主，如肉类、蛋类、奶类、新鲜蔬菜和水果。

【注意事项】

1. 拆线时间根据切口（伤口）具体部位确定：头、面、颈部切口（伤口），4~5 天拆线；下腹部、会阴部切口（伤口），6~7 天拆线；胸部、上腹部、背部、臀部切口（伤口），7~9 天拆线；四肢切口（伤口），10~12 天拆线；减张缝合切口（伤口），14 天拆线。

2. 拆线时需考虑患者的年龄、营养状况、病情等。青少年可适当缩短拆线时间，年老、营养不良、糖尿病患者可延迟拆线时间。

3. 严格无菌操作。拆线时，剪线部不应在缝线的中间或线结的对侧，而应在缝线靠近皮肤处。

否则拉出线头时，势必将暴露在皮肤外已被污染的部分缝线拉过皮下，增加局部感染的机会。

4. 延迟拆线的情况：①严重贫血、消瘦、恶病质者；②严重水、电解质代谢紊乱尚未纠正者；③年老、体弱及婴幼儿切口（伤口）愈合不良者；④咳嗽没有控制时，胸、腹部切口（伤口）应延迟拆线，如切口（伤口）出现红、肿、发热、剧烈疼痛时，需提前拆除缝线。

5. 拆线动作规范、轻柔，减轻患者的不适。

【护患沟通示范】

1. 操作前解释

您好，我是您的管床护士。请问您叫什么名字?

张大爷，早上好，今天已经是您手术后第7天了，让我看看您的切口。切口无疼痛、红、肿，敷料也没有渗血，切口愈合良好。为促进切口的进一步愈合，我现在要为您拆除缝线，您看可以吗?

2. 操作中指导

张大爷，请您配合抬一下腰部，我要帮您在腰部下面铺一块治疗巾，防止弄脏床单。在拆线过程中，如果您有什么不适，请及时告诉我，我会尽量动作轻柔的。张大爷，消毒液有点凉，请您忍耐一下。

3. 操作后嘱咐

张大爷，我已经帮您把缝线拆除了，切记不要用手去抓挠切口，谢谢您的配合。如果您身体有不适的情况，请您用呼叫器叫我，呼叫器就在床旁，我也会经常来看您的。祝您早日康复!

【知识拓展】

碘酊和聚维酮碘

聚维酮碘和碘酊都属于消毒药，作用是杀菌、消毒，其所含的主要成分都是碘，但两者之间有一定的区别：①聚维酮碘主要以水为溶媒，所以聚维酮碘溶于水，而碘酊主要以乙醇作为溶媒。②碘酊所含的碘的浓度比聚维酮碘高，为2%左右，杀菌、消毒的功效高于聚维酮碘，但是也会对患者的皮肤造成一定程度的刺激。而聚维酮碘由于碘的含量低，对于皮肤的刺激性会相对较小，但同时杀菌、消炎的效果就没有碘酊明显。

【操作考核评分标准】

【实训习题】

1. 请简述拆线时拉出线头的方法。
2. 请简述拆线后的健康教育。
3. 简述不同部位的拆线时间。

答案：

1. 一只手用镊子轻轻提起线头，使皮内缝线露出少许，另一只手持拆线剪贴近皮肤针孔处剪断缝线，向线结方向轻快拉出，这样可以避免拉开切口。

2. 向患者讲解拆线后注意事项，24 小时后可以沐浴，但不可用力揉搓伤口（切口）；指导患者做肢体的康复功能锻炼；加强营养，促进伤口（切口）愈合，应以高热量、高蛋白、富含维生素饮食为主，如肉类、蛋类、奶类、新鲜蔬菜和水果。

3. 头、面、颈部伤口（切口），4~5 天拆线；下腹部、会阴部伤口（切口），6~7 天拆线；胸部、上腹部、背部、臀部伤口（切口），7~9 天拆线；四肢伤口（切口），10~12 天拆线；减张缝合伤口（切口），14 天拆线。

实训七　烧伤与烫伤的现场处理

在日常生活中，烧伤与烫伤是较为常见的意外伤害，程度较轻的烧伤与烫伤会导致皮肤出现红、肿、水疱等情况，部分严重的烧伤与烫伤甚至会危及患者生命。因此，在烧伤与烫伤发生的第一时间，应立即采取有效措施进行急救，减轻烧伤与烫伤对人体的不良影响。如烧伤与烫伤处理不当，很容易给皮肤表面带来瘢痕，部分严重烧伤与烫伤患者如果得不到及时、有效的处理，甚至面临截肢、感染等严重后果。因此，掌握烧伤与烫伤的正确急救方法，对于烧伤与烫伤患者的早期治疗和预后都具有十分重要的意义。

【目的】

1. 减轻烧伤与烫伤对人体的不良影响。
2. 提高烧伤与烫伤患者的预后效果。

【实训目标】

1. 知识目标　学生能够说出烧伤与烫伤处理的目的、操作要点及注意事项。
2. 能力目标　学生能够熟练完成烧伤与烫伤的急救处理。
3. 素质目标　学生具有高度的责任感，感受患者的不适体验，安慰患者，并能与患者有良好的沟通。

【案例导入】

某患者，女性，50 岁。患者在家煲汤时手部被烫伤，现需对患者的烫伤部位进行紧急处理。

【实训内容与操作要求】

步骤	操作内容	操作要点
素质要求	举止端庄、语言柔和、态度和蔼	
核对、解释	核对患者姓名；向患者解释操作的目的，并取得患者配合	

续

步骤	操作内容		操作要点
评估	观察环境，做好自我防护		早期脱离现场
	判断受伤部位、严重程度		①一度伤：只损伤皮肤表层，局部轻度红、肿，无水疱，疼痛明显。②二度伤：真皮损伤，局部红、肿、疼痛，有大小不等的水疱。③三度伤：皮下、脂肪、肌肉、骨骼都有损伤，并呈灰色或红褐色
	判断是否合并其他损伤		
操作前准备	操作者	必要时戴手套	做好自我防护
	环境	安全	
	用物	纱布、干净毛巾、剪刀、水桶等（图 3-7-1）	
	患者	取舒适体位	
操作过程	一度伤	①冲：在流动水下冲洗伤口，至少 15 分钟（图 3-7-2）。②脱：在冷水下用剪刀剪去创面周围衣服。③泡：在冷水下浸泡 30 分钟（图 3-7-3）（主要针对的是可浸泡的部位，如四肢）	①若手烧伤，在降温的同时，要取下戒指之类的配饰。②无法泡的部位可使用干净、湿润的毛巾覆盖，往毛巾上加水。③一度伤一般可自行痊愈，注意观察创面是否有感染迹象，如果创面疼痛加剧、发红、发热、肿胀或有渗出，应及时就医
	二度伤	①按照以上“冲”“脱”步骤，不可将大面积烧伤部位浸泡在冷水中，以免引起体温、血压急剧降低，造成休克。②盖：用湿润无菌纱布或洁净的湿润毛巾轻轻覆盖烧伤面（图 3-7-4）。③立即拨打 120，或及时就近就医，并进行必要的现场急救	①不可在创面上涂抹药物。②烧伤皮肤表面的水疱不可自行挑破。③观察患者是否有休克表现。如果出现呼吸、心搏停止，立即实施心肺复苏。④抬高烧伤肢体，使其尽可能高于心脏水平
	三度伤	①盖：用湿润无菌纱布或洁净的湿润毛巾轻轻覆盖烧伤面（图 3-7-4）。②立即拨打 120，或及时就近就医，并进行必要的现场急救	①不可在创面上涂抹药物。②观察患者是否有休克表现。如果出现呼吸、心搏停止，立即实施心肺复苏。③抬高烧伤肢体，使其尽可能高于心脏水平
操作后处理	做好人文关怀，观察患者生命体征		

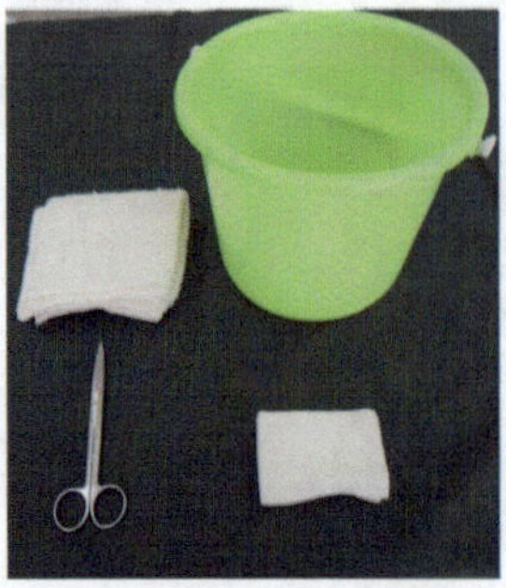

图 3-7-1　用物准备

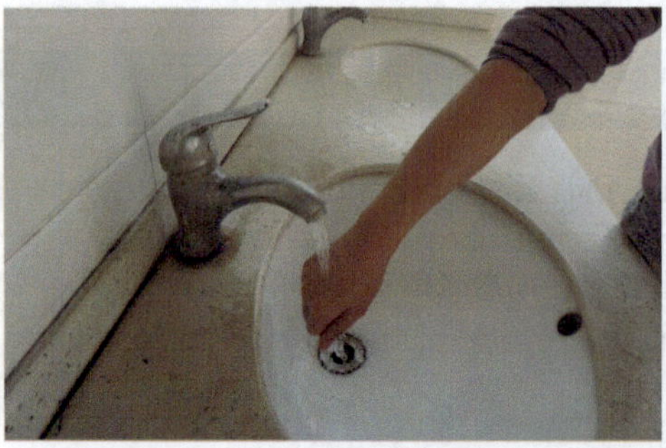

图 3-7-2　在流动水下冲洗

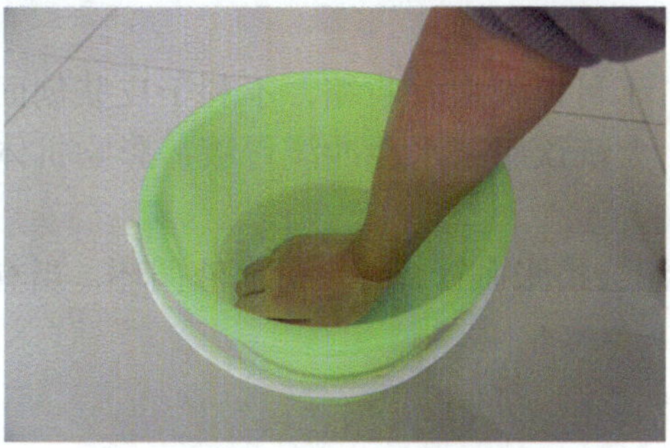

图 3-7-3 冷水浸泡

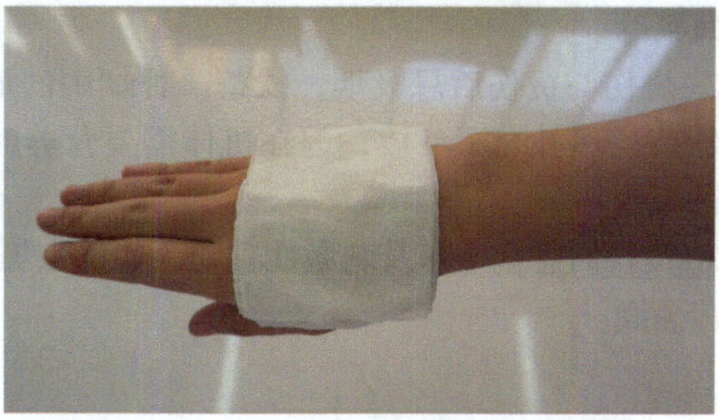

图 3-7-4 用湿润无菌纱布遮盖烧伤部位

【健康教育】

烧伤与烫伤后不可胡乱扯下衣物，不可涂抹牙膏、食盐、白酒、酱油等，不得盲目弄破水疱；应多吃肉、蛋、奶等，加强营养，促进机体恢复，多饮水、果汁等含水饮料；多食蔬菜、水果，保证足够维生素，保持排便通畅；指导烧伤与烫伤严重者保持乐观、积极的情绪，勇敢面对烧伤与烫伤引起的改变。

【注意事项】

1. 若手烧伤，降温的同时要取掉戒指之类的配饰。
2. 水疱已经破时，不要浸泡；烧伤皮肤表面的水疱不可自行挑破。
3. 不可在创面上涂抹药物。
4. 观察患者是否有休克表现。如果患者出现呼吸、心搏停止，立即实施心肺复苏。

【护患沟通示范】

1. 操作前解释

您好，我是医务人员，我可以帮助您吗？

2. 操作中指导

× × 女士，请您不要紧张，我会帮您进行处理的，不会给您带来太大的痛苦，先让我检查一下您的受伤部位和情况。

× × 女士，经过我的检查，您属于一度烫伤，接下来我会帮您进行处理，请不要紧张，先在流动水下冲洗伤口，至少冲洗 15 分钟。接下来将手在冷水下浸泡 30 分钟。× × 女士，您配合得很好，在这个过程中如果您有什么不舒服的地方，请及时告诉我。

3. 操作后嘱咐

× × 女士，我现在已经对您的受伤部位进行了简单处理，请不要在创面上涂抹药物或其他物品，注意观察创面是否有感染迹象，如果创面疼痛加剧、发红、发热、肿胀或者有渗出，请及时到医院就诊。

【知识拓展】

烧伤与烫伤后的饮食护理

1. 烧伤与烫伤后患者应多进食高热量、高蛋白、易消化及吸收的食物，如蛋类、鱼类、肉类、蔬菜等。

2. 烧伤与烫伤后忌吸烟、饮茶。香烟中的尼古丁可以使血管收缩，不利于皮肤创面的愈合；饮茶虽然补充了液体，但在机体需要营养时，大量饮用茶水会冲淡胃液，影响机体对蛋白质的吸收。

3. 烫伤后忌食辛辣及刺激性食物，如辣椒等；酒会扩张血管，并促进血液循环，当有感染时，应忌酒。

【操作考核评分标准】

【实训习题】

1. 烧伤与烫伤急救五步是

A. 冲 - 脱 - 泡 - 盖 - 送　　B. 泡 - 盖 - 送 - 冲 - 脱

C. 冲 - 泡 - 脱 - 盖 - 送　　D. 泡 - 脱 - 冲 - 盖 - 送

E. 冲 - 泡 - 盖 - 送 - 脱

2. 以下对烧伤与烫伤的处理，**不正确**的是

A. 迅速用冷水冲洗伤处　　B. 对化学烧伤，可不用水冲洗

C. 不要随意挑破水疱　　D. 皮肤未破损处可外涂烧伤药

E. 不可强力撕扯粘贴在皮肤上的衣服

3. 烧伤与烫伤急救的首要措施是

A. 抗休克　　B. 脱离烧伤源

C. 使用止痛药　　D. 保持呼吸道通畅

E. 清洗创面

答案： 1. A；2. D；3. B

主要参考文献

[1] 李乐之，路潜 . 外科护理学实践与学习指导 . 北京：人民卫生出版社，2018.
[2] 熊云新，叶国英 . 外科护理学实训与学习指导 . 北京：人民卫生出版社，2019.
[3] 狄树亭，董晓，李文利 . 外科护理实训与学习指导 . 北京：中国协和医科大学出版社，2019.
[4] 王燕，王彩星 . 外科护理学实践技能与习题 . 北京：人民卫生出版社，2017.
[5] 师艳萍 . 外科护理技能实训指导 . 北京：科学出版社，2018.